続
12人のクライエントが教えてくれる

作業療法

をするうえで大切なこと

仙台青葉学院短期大学
教授 齋藤佑樹 著

三輪書店

続編の序

2019 年 7 月に『12 人のクライエントが教えてくれる作業療法をするうえで大切なこと』を刊行した直後にこの続編の話をいただいた．本来であれば，今年の夏前には原稿を書き上げる予定であったが，ご存知のように，新型コロナウイルスの感染拡大によって，筆者もあらゆるスケジュールに変更を強いられることになった．ようやく書き上げた頃には涼しい風が立ち始めていた．

勤務先の大学の授業や臨床実習は，ほんの数か月前までは予想もしなかった作業形態を採用しなければならなくなった．約 10 年ぶりに毎週末を自宅で過ごすことになったが，授業動画の作成や，日々刻々と変わる状況への対応で時間はあっという間に過ぎていった．

卒業式・入学式など節目の作業との関わりがなくなり，習慣化されていない作業が押し寄せる日々は，時間の感覚に違和感を生じさせた．過去に例がないほどに忙しく，数え切れないほどの作業を遂行したにもかかわらず，まるで何もしていなかったような感覚が同居していた．

作業は人の「あたりまえ」の日常をつくる．大切な作業をあたりまえに遂行できることがいかに尊いことであったか，こんなに身を持って実感することができる時間は過去になかったのではないだろうか．

この数か月間，自らが作業機能障害状態を経験したことによって，自分がクライエントの「あたりまえ」を取り戻すために行ってきた作業療法をあらためて問いなおしたセラピストも多いと思う．本書がわずかでも読者の皆さんの問いを補助する環境因子になれば幸いである．

本書を書き上げるのに，当初の予定よりもずいぶん長い時間を要してしまった．大変なご迷惑をかけているにもかかわらず，何度も労いの言葉をかけていただいた編集の佐々木理智さんにこの場を借りて心から感謝を申し上げたい．

2020 年 9 月　齋藤佑樹

1 可能性を提供する

keyword

- 目的と結果を明確にする
- 実動作練習の利点と欠点を理解する
- 要素的練習の曖昧さを排除する
- 言語と経験の両面から内省を促す

可能性を提供する

タカヒロさんは，脳出血により重度の右片麻痺を呈した30代の男性です．全身状態が安定するまでに時間を要したタカヒロさんは，入棟期限ギリギリで回復期リハビリテーション（リハ）病棟へと転院してきました．まだ起居動作にも動作指示と軽介助が必要なレベルでしたが，急性期病院でのリハを相当長く辛く感じていたようで，転院時のサマリーには「リハビリを継続するために回復期リハ病棟へ転院することに対して後ろ向き」との記載がありました．

転院初日の午後，私がタカヒロさんの居室に伺い挨拶をすると，最初に返ってきた言葉は，吐き捨てるような「もう帰りたいんですけど…」でした．私は，現在の状態で自宅に退院した場合，日常生活に苦労してしまうこと，また，これからのリハによって，再び希望する生活に復帰できる可能性があることを説明しました．その後実施した初回面接で共有できた内容は，「恥ずかしいからトイレに一人で行きたい」のみでした．

身辺ADLの自立に向けた練習を中心に介入を開始してから2週目のある日，作業療法室に置いてある雑誌をめくりながらタカヒロさんがふと私に質問しました．「オレ，猫カフェ行けるかな？」詳しく話を伺うと，もともと猫が大好きで，休日には映画を観たあとに，併設された猫カフェで時間を過ごすことが多かったとのことでした．

これまで，自分からなかなか希望を表出しなかったタカヒロさんの心の動きを大切にしたいと感じた私は，了承を得たうえで，すぐにタカヒロさんがよく通っていた猫カフェに連絡をしました．現在の状況を伝えると，カフェのオーナーからは，椅子を設置していないため，床に座る動きが必要なこと，土足禁止のカフェのため，杖の先をキレイに拭き取るか，直接床に触れないようにすること．この2点を告げられました．

翌日から歩行レベルのADL練習と並行して，猫カフェに行くための協働がスタートしました．チームで相談し，1人でカフェに行くことを考えると，杖の先を自分で拭き取ることは難しいと考え，専用の袋を作成し，カフェではその袋を杖の先にかぶせることをタカヒロさんに提案しました．

担当の理学療法士は，滑りやすいコンビニの袋をかぶせた4点杖を使用した歩行練習をプログラムに取り入れてくれました．作業療法では，和室での袋の着脱練習，袋をかぶせた杖を使用した床上動作練習に加え，安楽に猫とのふれあいを楽しめるよう，胡坐のまま上下左右，前方への大きなリーチを必要とするキャッチボールを行うなど，要素的な練習を継続しました．それから2週後，外出練習を兼ねて猫カフェを訪れたタカヒロさんは，院内での練習どおり，カフェでの動作を遂行し，無事に猫との時間を楽しむことができました．

カフェからの帰り道，私はタカヒロさんと面接を行いました．転院してから今日までの取り組みを振り返りながら，最初は無理だと思っても，目標に向けて具体的な課題を抽出し，チームで取り組むことで解決できること．私たちが，タカヒロさんの取り戻したい生活に関するさまざまな情報を共有したいと考えていることをゆっくりと伝えました．

猫カフェに行ってからのタカヒロさんは，病前の生活に関する情報や，興味・関心のあることについて，積極的に表出してくれるようになりました．約4か月間，ADL，IADLに加え，趣味，地域の活動など，さまざまな作業に対するアプローチを行った後，タカヒロさんは自宅へと退院．現在も，SNSなどを介して日常の様子を共有してくれます．

作業療法士は，クライエントの作業ニーズに寄り添った支援を行います．その中には，今回の猫カフェのように，支援回数が一度きりの作業もあります．このような支援の場合，「希望が叶って楽しかった」で終わるのではなく，その経験を通してクライエントに何を提供できるかが大切です．

クライエント自身が，可能化に向けたプロセスや可能化の経験を通して，「自分次第でいろいろなことができる」と思えるよう，可能性の実感を提供することは，作業療法士の大切な役割です．

Keyword

- 目的と結果を明確にする
- 実動作練習の利点と欠点を理解する
- 要素的練習の曖昧さを排除する
- 言語と経験の両面から内省を促す

目的と結果を明確にする

作業療法においてしばしば議論になることの一つに，いわゆる「打ち上げ花火問題」があります．これは，作業遂行に必要な技能の習熟を目的とした練習を継続的に行うのではなく，クライエントが価値を見出した作業に関わる機会を，イベント的に一度だけ提供することをさすものです．今回タカヒロさんと一緒に猫カフェに行ったことも上記の要素を含むかもしれません．

このような支援について，しばしば「作業療法として能力の向上に寄与しない一度きりの体験に時間を使うのはいかがなものか」といった議論がなされる場合があります．確かに一理あるような気もします．しかしながら，この問題は,「あり」か「なし」の二者択一的に検討するべき問題ではありません．全てのプログラムに共通して言えることですが，大切なことは「そのプログラムの目的は何か」そして「そのプログラムを実施した結果どうなったのか」を明確にすることです．

確かに，そのプログラムの提供の理由が「クライエントが好きだから」「クライエントが希望したから」では目的として不十分です．このような安易な理由で提供されるプログラムは，まさに一瞬だけ輝いては夜空に消える打ち上げ花火です．

今回私は，自分の意思を全く表出しなかったタカヒロさんから「猫カフェに行けるかな」と質問されたとき，事前に必要な練習や工夫を一緒に行い，そのうえで実際に「猫カフェに行く」経験を共有することができれば，作業療法サービスの理解を深めると同時に，その後のリハに対しての動機づけになると考えました．猫カフェに行くためにチーム皆で話し合いさまざまな工夫をしたこと，そして実際に猫カフェで楽しい時間を過ごすことができたこと．こうしたことを猫カフェからの帰りの道中に，タカヒロさんと一緒に反芻しながらあらためて作業療法の説明を行いました．その結果，タカヒロさんは，自分の大切な作業や解決したい課題についての情報を積極的に開示してくれるようになりました．

私たちは，クライエントが動機づけられ，主体的に目標指向的な行動をとることができるようにさまざまな工夫を行います．その中には，上述したような体験を提供することも当然あります．このような支援が単なる“打ち上げ花火”になることがないよう，目的や結果を明確にするとともに，関わるチーム全員で共有し，記録にしっかりと残す過程が大切になります．

実動作練習の利点と欠点を理解する

作業療法士がクライエントに提供するさまざまなプログラムの中で，実動作練習とよばれるものがあります．これは，大切な作業に必要となる動作の一部を切り取った練習や，必要な一連の動作を模擬的に行うのではなく，実際の遂行文脈を含めてその作業自体を行う練習をさします．作業療法士は，「起床後，仕事で使用する制服の着衣を 3 分間で行う」「2,000 円の予算で家族 4 人分の料理を 1 時間で作る」など，クライエントの健康と幸福に必要な作業を，できるだけ実際の遂行文脈に近い形で遂行する機会を提供しながら，遂行の質を高める支援を行います．要素的な練習でも，作業遂行の質を高めることは可能かもしれませんが，目の前に目的があり，その目的の達成に向けて行う実動作練習は，技能の向上に加え，クライエントの内省を促す，達成度を認識する，成功体験を得る，要素的な練習では見えなかった課題を抽出する，などのさまざまな効果が期待できます．

しかしながら，上述した“一度だけ提供するプログラム”を含め，実動作を含むプログラムの実施には注意すべきことがあります．それは，実際の遂行文脈に近い形で作業を遂行するがゆえに，成功体験と同様に失敗体験もまた，クライエントに与える影響が大きいということです．

では，実動作練習を行う際にはどのような点に注意すればよいのでしょうか．「とにかく失敗しないようにセラピストが諸要素をさりげなく操作する」と考える人もいるかもしれません．確かに，成功体験を提供することのみが目的であるならば，失敗体験につながると思われる要素を極力排除する準備や補助は不可欠です．しかしながら，特定の作業遂行の質の改善を目的とするのであれば，安易に失敗につながる要素を排除してしまうことは，解決すべき課題をマスキングするだけであり，建設的な時間にはならない可能性があります．それどころか，自分の能力について認識できているクライエントであれば，本当に自分の能力で作業を遂行できたのか，補助を受けたからできたのかを感じ取るでしょう．

練習から失敗につながる要素を排除するのではなく，その実動作練習を行う目的をクライエントに十分に説明し「失敗することがあるかもしれないが，これは解決すべき課題を明確にするために行う練習であること」そして「課題が明確になれば，機能訓練や要素的練習も含めて，その課題解決に向けてより効果的なプログラムを提供できること」をしっかりとクライエントと共有できてから実施することが理想です．そうすれば，上手く遂行できない場合でも，それを単なる失敗体験としてではなく，「前に進むための情報」として共有・活用することが可能になります．もちろん，これらの要素を共有することができたとしても，あまり大きな失敗体験は避けたほうがよいと思いますが，常に目の前のプログラムの目的について，クライエントと共有する姿勢は大切です．

要素的練習の曖昧さを排除する

ここまで，実動作練習にはさまざまなメリットがある反面，失敗体験などのデメリットも大きなものになる可能性があることを説明しましたが，要素的練習においてもまた，実動作練習とは別の注意が必要です．

要素的練習は，作業遂行プロセス全体の中で，未習熟な要素に限局したアプローチが行いやすい，反復練習が行いやすいなどのメリットがあります．しかしながら，要素的練習は，作業遂行に必要な要素を部分的に切り取って実施するがゆえに，実動作練習のメリットであった内省の促しや達成度の認識，成功体験の獲得，新たな課題の抽出等については希薄になる可能性があります．また，実動作練習のデメリットとして挙げた失敗体験については，要素的練習では実動作練習ほど大きなものにはならないかもしれませんが，それは裏をかえせば，「クライエントにとって生活に直結したリアルな経験になっていない」という見方もできます．

つまり，作業療法プログラムは，大切な作業を要素的に細分化すればするほど，より具体的で標的課題を絞り込んだアプローチが可能になる反面，クライエントの認識の中では，そのプログラムを行う目的が曖昧になりやすく，大切な作業に焦点を当てながら目標指向的にプログラムに参加することが難しくなるという特性を有しているわけです．

作業療法場面では，実動作を用いた介入ばかりでなく，機能訓練や要素的練習など，さまざまなプログラムが提供されています．作業療法士はそれぞれの介入のメリット・デメリットを理解したうえで支援を行う必要があります．そして，クライエントとの対話を通して，これから実施するプログラムは，どの目標を達成するために行うのか，その目標の達成に必要な，どのような課題を解決するために行うのかを十分に共有する姿勢が大切です．

言語と経験の両面から内省を促す

作業療法士は，初回評価や再評価の際に，面接評価を実施してクライエントと一緒に目標の設定や修正を行いますが，特に初回面接では，大切な作業に関連した実動作練習や要素的な練習を行っていない状態であるため，どうしてもクライエントは，作業に関する情報を想起できない，思考や表出内容が抽象的になりやすいといった傾向があります．

おそらく多くの作業療法士が，面接評価時にクライエントから「何もやりたいことはありません」「何もしていませんでした」などといった返答をされたことがあると思います．また，作業項目についての共有は可能であっても，作業遂行文脈に関する詳細な情報までは共有ができないといった経験をしたこともあると思います．

ずいぶん昔の話になりますが，私の父が右手の腱を損傷したことがありました．実家に帰省した際，父に自己管理や自己トレーニングについてアドバイスを求められた私は，父の手の状態を確認しました．そこで忘れられない体験をしたのです．

それは，普段，職場でならば半自動的に立ち上がってくる必要な知識がなかなか立ち上がらないという経験でした．それはおそらく時間にして1〜2秒程度の経験だったと思いますが，必要な知識を統合して「アドバイス」という形で言語表出するまでの一瞬に，確かに普段とは全く異なる内的なプロセスを必要としたのでした．おそらくそのときの私は，作業療法士ではなく「息子」としての文脈の中にいたのです．

クライエントも同様です．クライエントは本来，住み慣れた場所で近しい人と一緒に時間を過ごしながら複数の役割を担い，その役割を果たすためにさまざまな作業を遂行しながら生活を営んでいました．それが，病院や施設といった慣れない環境に身を置き，病前に担っていた役割の多くを担うことができない日々の中，ある日突然大切な作業について語ることを求められます．それは，認知機能や意欲などの問題以前に，とても難易度の高い作業です．

私は回復期リハ病棟に長い期間勤務していましたが，急性期病院に長く入院していたクライエントを担当する際には，事前に Paper 版の ADOC（作業選択意思決定支援ソフト）をクライエントに渡し，病前の典型的な 1 日を想起してもらい，それから面接評価を行うといった工夫をしていました．それでも大切な作業を想起することに難渋するクライエントはたくさんいました．一方で，事前に上記のような工夫をしても，作業について詳細に語ることが難しかったクライエントが，その作業を「実際にやってみる」と，それまでが嘘のように，詳細に情報を想起することが可能になったことも少なくありませんでした．

初回面接で，作業療法についてわかりやすく説明を行い，一緒に目標を共有するプロセスは非常に大切です．しかしながら，多くのクライエントがそうであるように，異文脈の中では，日常行っていた作業についての情報を詳細に想起・言語化することが難しい場合も多々あります．

作業療法士は，丁寧な面接を心がけながらも，面接評価の中だけで全てを共有することに固執するのではなく，クライエントの状態に合わせて，いろいろな作業経験を提供し，クライエントの内省や想起を促していく姿勢が大切です．そして，クライエントから新たな語りの表出があった際には，即興的なリーズニングを行い，その情報をどう活用できるかを考え，目的を明確にしながら適宜プログラムの修正を柔軟に行う姿勢が求められます．

クライエントが「作業療法士という資源を活用して自己実現を果たそう」と主体的に作業療法に参加できるようになってくると，そこで生まれる両者の対話は，目標や目の前の解決すべき課題の具体性を高めるものになっていきます．

2 観念を排除する

keyword

・「あたりまえ」の構成要素はみな異なる
・日常には無自覚なエラーが溢れている
・勝手に物語をつくらない
・本当に意図は伝わっているのか

観念を排除する

介護老人保健施設の1階フロア廊下の一番奥には利用者10名ほどが休憩できる談話スペースがあります．木曜日は3名の利用者が筆ペンを持ち，1時間ほど般若心経の写経をしています．入所から約半年のハナさん，トキさん，ミトさんは，最初こそ職員の誘いで始めたものの，現在では，それぞれが声を掛け合い，毎週この場所に集います．いつもにぎやかな3人ですが，毎週木曜のこの時間は，静かでゆっくりとした時間が流れます．

朝の申し送り時のこと．ある利用者の家族から，写経グループをやめさせてほしいとの苦情があったとの報告がありました．理由は，「宗教っぽくて気持ちが悪い」というきわめて抽象的なものでした．フロアのスタッフはグループ廃止に向けた検討を始めようとしていました．この一連の流れに大きな違和感を感じた私は，3人と話し合いをする時間をもらいました．

さっそく私は3人のもとを訪れ，廃止を検討していることには触れずに，写経について伺いました．写経の方法や心構えなど，雑談めいた雰囲気を重視しながらいろいろな話をしていると，トキさんがふと「今はまんま（米）や，やくしや（薬局）もあっから…こらもしがねしな…（子どもたちも簡単に死んだりしないから）」と噛みしめるような声で言いました．

トキさんの発言はとても興味深いものでしたが，表情から，あまり深く立ち入らないほうがよい話題だと感じた私は，その場はそれ以上の質問はしませんでした．

個々人の信仰などによって，意味づけは異なりますが，安全が保証され，特定の信仰が（自覚のうえで）行動の道標になっていない人にとっては，写経という作業はあくまでも趣味的性質を帯びた作業にしか見えないかもしれません．しかしながら，80代後半であるハナさん，トキさん，ミトさんは，まだ我が子が幼い頃に大戦を経験し「贅沢は敵である」との思想を刷り込まれ，食べ物は満足に手に入らず，空襲警報が鳴れば家の明かりを暗くし，部屋の隅で子どもたちを抱えてうずくまりながら息を潜めた世代です．実際に市内の紡績工場は大きな爆撃を受け，そのときの爆音と振動を思い出すと今でも鳥肌が立つそうです．自分でコントロールすることができない脅威がすぐ近くに存在する．そんな日々を経験した人にとって，おそらく「祈り」は我々が思う以上の意味をもつ作業なのだと思いました．

もちろん現在は，戦争などの脅威がすぐ隣にあるわけではありませんが，加齢に伴う退行性変化や，住み慣れた自宅から離れ，家族とも毎日会うことができない状況で日々を過ごす現状など，自分ではコントロールできない事象を抱える日々の中で，写経という作業に投影された祈りがあったのかもしれません．

推察の範囲ではありましたが，私はトキさんたちにとっての写経の意味について，カンファレンスの場で他スタッフと共有する時間を設けました．他家族の反対を懸念する声も一部挙がりましたが，施設の方針として，グループを継続できることになりました．写経グループをやめるよう依頼してきた家族も丁寧な説明を行うことで理解を示してくれました．この一連の出来事を，トキさんたちはもちろん知りません．毎週木曜になると，いつものように静かに３人が筆を進めます．

作業は遂行することで初めて観察可能になります．観察することによって，他者が何をしているのかを知ることができます．しかし，なぜその作業をしているのか，その理由を観察のみで完全に知り得ることはできません．また，障害の種類や程度，遠慮など，さまざまな理由から，作業の意味を当事者から語ってもらうことは容易ではない場合も少なくありません．ある程度の推察を要することは多々あります．

そこで大切なのが，自分の固定観念を客観的に捉え，そこに対象者の生きた時代や地域，特定の状況などに関する知識を加えながら多面的に詳察を行うことです．自身の観念を排除し，対象者の大切な作業の意味や価値を理解しようとし続けることは，作業療法士の大切な役割の一つです．

Keyword

・「あたりまえ」の構成要素はみな異なる
・日常には無自覚なエラーが溢れている
・勝手に物語をつくらない
・本当に意図は伝わっているのか

「あたりまえ」の構成要素はみな異なる

私たちの目の前には，常に数え切れないほどの現象が立ち現れます．そしてその現象を解釈しながら，絶え間なく時間が流れていきます．特定の現象をどのように解釈するのか．それは，地域の文化や時代，個人の知識や経験，価値観などから構築された主観的な「あたりまえ」の影響を受けます．同じ現象でも，個々人のもつ「あたりまえ」によって解釈の仕方は異なります．

地域や時代など，生活背景に関する属性が近しい者同士の場合，個々人のもつ「あたりまえ」は，属性が全く異なる場合と比較して，ある程度の類似性をもつかもしれません．しかしながら，属性が大きく異なる人が集まる場合，「あたりまえ」は多様性を帯びてきます．

しかしながら，私たちは自分のもつ「あたりまえ」を，まるで世界の真理であるかのように扱う傾向があります．近しい属性の人との関わりの中では問題が表面化することは少ないかもしれませんが，病院や施設など，全く異なる属性の人々が集まる場所では，多様性を理解できるか否かは対象者に寄り添った支援をするうえで欠かせない要素になってきます．

自分のもつ「あたりまえ」はあくまでも自分にとってのものであり，他者にとっては別の「あたりまえ」があることを理解すること，そして，自分の「あたりまえ」を基準に優劣をつけないことはとても大切です．

現在，私たちが生活する日本においては，あまり信仰を強く意識する場面はありません(もちろん個人差はありますが)．信仰に関連した情報に触れる場面といえば，特定の宗教団体が引き起こした問題がニュースで取り上げられるときなどでしょう．このように，偏った情報に晒されながら生活を営んでいると，今回，コラムで紹介したような事態が起こり得るのも理解できます．だからこそ，クライエントの目線に立った思考がより求められるわけです．

日常には無自覚なエラーが溢れている

まだ私が駆け出しの頃の忘れられないエピソードがあります．介護老人保健施設に出向中だった私は，入所と通所リハビリテーション（リハ）を兼務していました．毎日13時になると併設の通所施設リハに向かい，スタッフがレクリエーション（レク）や入浴介助を行っている間の約2時間，個別リハを行います．

ある日，私が個別リハを行っていると，集団レクの会話が聞こえてきました．その日は10名ほどの利用者が，順番に野菜の名前を挙げていく語想起ゲームをしていました．「大根」「キャベツ」「人参」介護スタッフの司会進行のもと，利用者が順番に答えていました．

しばらくすると，自分の番がまわってきたチョウジさんが大声で「スナックエンドウ」と答えました．今日も元気のよいチョウジさんを見て私が微笑んでいると，司会を担当していた若い介護スタッフの耳を疑う言葉が聞こえてきました．「スナックエンドウは野菜じゃなくてスナック菓子ですね〜…はい，次は〜ツネさん」そのやりとりに，近くで記録をしていたスタッフも声を出して笑っていました．チョウジさんは，何も言わず，ただ苦笑いをするだけでした．他の利用者は誰も笑っていませんでした．

念のために補足説明すると，スナックエンドウは紛れもなく野菜です（昔はスナックエンドウと呼ばれていましたが，1983年に農林水産省がスナップエンドウと呼ぶことを奨励した経緯があります）．もちろんエンドウ豆を模したスナック菓子とは全くの別物です．スタッフ側は，「ムードメーカーであるチョウジさんが間違った答えを元気よく発言しその場が和んだ」という，何気ない一場面として認識していたかもしれません．しかし実際は，何も間違った発言をしていないのに，誤りだと指摘され，皆に笑われるという由々しき事態がそこでは起きていました．私は直接そのスタッフに指導は行いませんでしたが，管理者に一連の出来事を伝えたうえで，必要な気づきや知識を付与するための勉強会を企画するなどの取り組みへとつなげていきました．

このエピソードはとても残念な出来事として私の記憶に根付いています．同時に，自分が正しいと思っていることが，必ずしも正しいわけではない，自分の思い込みで目の前の現象を解釈してはいけないと，あらためて自戒したエピソードでもありました．

勝手に物語をつくらない

近年，作業療法領域では，「意味のある作業の実現」の名のもとに，クライエントの大切な作業や，その作業の遂行文脈を言語化し，チームで共有しながら実現を目指すという流れが重視されるようになりました．セラピストが勝手に目標を決めるのではなく，クライエント個々人の作業歴を尊重し，個別性を重視したセラピーを提供しようとする姿勢は大切です．このプロセスでも上述したスナックエンドウのエピソードと同様に，私たちには慎重さが求められます．

ある日，回復期リハ病棟に 80 代のミツさんが入院してきました．転院時のサマリーには，「座禅が大好きで，毎月近所の寺で開催されている座禅の会に参加していました．座禅を組み，自分と向き合う時間をもつことは，ミツさんにとって意味のある作業です．自宅内の ADL 自立に加えて，もう一度座禅を組むことができるように，床上動作の練習を開始したところでした，引き続きフォローアップをお願いします」との内容が記載されていました．

後輩の S さんは，軽度の失語症をもつミツさんの作業ニーズを少しでも正確に把握しようと，本人と面接をする前に，娘さんとの面接を行いました．

最初に普段の自宅での過ごし方や環境について，その後で座禅のエピソードについて確認を行いました．すると，ミツさん自身は座禅を組むことは全くなかったことがわかりました．S さんが詳しく話を伺うと，確かに 10 年前までは本人も座禅を組んでいたとのことですが，膝が痛くなってからは自分で座禅を組むことはなく，裏方にまわっていたとのことでした．

毎月，座禅の会が開かれる日には，一番歴史の長い檀家の家主であるミツさんが，開始時刻 1 時間前に本堂に出向き，参加者のために座布団を敷き，座禅後の茶話会の準備をし，終了後は湯呑みや急須を洗うなど，一連の準備・片付けを全て担当していたとのことでした．

娘さんは，高齢の母が無理をしないかいつも心配だったそうです．しかしながら，ミツさんがよく周囲の人に「私がやらなきゃだめだから」と楽しそうに話していたため，座禅の会の裏方を担当することは，ミツさんにとって大切な役割であり，元気に生活するために不可欠な時間なのだと思い，ミツさんの体調が芳しくないときは一緒に手伝いながら，長年大切な作業の遂行を見守ってきたそうです．

Sさんは，ADL練習に加えて，寺の住職に連絡をとり，全ての事情を説明したうえで寺で一連の評価を実施．必要な要素的練習と外泊時の寺での実動作評価・練習を繰り返し，役割の再獲得を支援しました．現在でもミツさんは，毎月1度，娘さんと一緒に寺に出向き，座禅の会の参加者を迎える準備をしています．

おそらく前院の担当者は，本人や家族との対話を通して，「座禅の会に参加する」というエピソードまでは共有していたのだと思います．しかしながら，作業形態についての共有が不十分でした．そして，本人や家族が作業形態について詳細に語らなかったということは，なぜ作業療法士がその情報を聞きたいのか，その目的についても伝わっていなかった可能性があります．スナックエンドウのエピソードのように，日常の何気ない切片の中で生じる齟齬は，リハの方針やチームの目標等にも影響を及ぼす可能性を秘めています．

作業療法士は，クライエントの作業歴や目標を美化し，キレイなストーリーで語る傾向があります．「長年農家を営む○○さんは，ときどき遊びに来る孫に野菜をあげることが生きがいだった．今後，農業への復帰は難しいと考えるが，一緒に農業を営む長男の指導役として農業に関わっていくことができるよう支援していく」といったような方針をみることがあります．しかし実際は，孫に野菜をあげることよりも，まず自分たちが日々食べていくための野菜を収穫することのほうが切実であり，また多くの場合，自立した息子に指導役は不要です．

もちろんクライエントの認識において，自身を鼓舞する物語の必要性は否定しません．しかしながら，日常はもっと切実であり，解決すべき課題や目指すべき目標は，日々繰り返される何気ない日常の中に無数にあります．FIMが高得点になっても，真冬に掛け布団のほんのわずかな隙間を自分で塞ぐことができず，寒さに震えるクライエントがたくさんいるのです．

作業療法士は，クライエントの過去の生活や今後の目標をキレイなストーリーにまとめ上げる前に，実生活に関連した経験機会をできるだけたくさん提供し，そこで生じる些細な課題をクライエントと共有し，解決に向けて伴走する姿勢が大切です．それが認識のズレや思い込みを減らすことにも繋がります．

本当に意図は伝わっているのか

作業療法士はクライエントの思いや言葉を誤って解釈しやすいことについて書いてきました．ここで，もう一つ大切なことがあります．それは，クライエントの思いや言葉を正確に理解することが難しいということは，私たちの思いや言葉をクライエントに正確に理解してもらうこともまた容易ではないということです．

スナックエンドウの話と同様に，私の記憶に強く残っているエピソードがあります．その日私は，ベッドサイドでクライエントと一緒に起居動作の練習をしていました．数回の練習を繰り返したあと，動作の振り返りと必要な修正点についてクライエントと一緒に確認作業をしていました．同室の斜め向かいのベッドでは，右片麻痺と軽度の認知症を呈したミツさんとスタッフが横並びで端座位になり，スタッフの声掛けで立ち上がり練習を繰り返していました．

何気なく私が目を向けると，不思議な光景を目にしました．スタッフはミツさんに対して「ちゃんとおじぎをしてから立ち上がってください」と指示をしました．するとミツさんは，まず深々とスタッフにお辞儀をして，体を起こしたあとで，立ち上がり動作を行ったのです．ミツさんがスタッフの声掛けを「まずはしっかりと私に礼を払って，それから動くように」と指示されたと誤認しているのは明らかでした．しかし修正されることはなく，そのまま練習は繰り返されます．私はスタッフに声をかけ，ミツさんが指示内容をどう解釈しているかを伝え，ミツさんの認知機能を踏まえた指示方法について検討しました．

ここまで，苦いエピソードばかりを紹介してしまいましたが，それくらい日常には思い込みや勘違いによる利用者の不利益が溢れているということです．それは，支援を行う私たちが自己の認識や行動を客観的に評価し，修正しようとしなければ改善することはできません．自己を客観的に捉えようとしても，妥当な判断をするために必要な知識がなければ，再び判断を誤ることもあります．知識が豊富でも，思い込みが強ければ，やはり判断を誤る可能性は高まります．

自己をできるだけ客観視することに加え，クライエントの生活する地域や生きてきた時代，人となり，障害特性など，さまざまな情報を統合しながら，私たちはクライエントの一挙手一投足に関心をもち，また，自己の表出の精度を高めていく努力を継続する必要があります．

3 日常を再考する

keyword

- 一般社会と乖離した医療現場の「あたりまえ」
- 「認識」や「気づき」が態度や言葉をつくる
- 専門性に立脚した価値を批判的吟味する
- 思いはすぐに習慣の中に消える

日常を再考する

私が作業療法士になって3年目，介護老人保健施設に異動した直後のある朝のことです．失行症状が強く，食事を自力摂取できないゼンさんの朝昼夕，1日3回の食事評価を行っていた私は，その日も6時30分に出勤し，介護スタッフが行う朝食の配膳を手伝っていました．

配膳を終え，ゼンさんの評価を行う前に食堂全体を見渡していると，何か違和感を感じました．その違和感の理由を確かめようと，一人ひとりの利用者を詳しく観察していると，1人の利用者に目が留まりました．

それは，昨日入所してきたばかりの80代のムツさんでした．とても小柄で円背のムツさんは，まるで万歳をするような動作をしながら，自分の顎の高さのテーブルから，茶碗を手に取り食事をしていました．あらためて食堂全体を見渡すと，ムツさんほどではないにしろ，同じように，テーブルが高すぎて無理な姿勢で食事をする利用者が数名いることがわかりました．

クッションなどで座面を補高することで対策可能な利用者もいましたが，座面高を変えてしまうと1人で椅子に移動できず，自立度が下がってしまう人もいます．マンパワーの少ない中で，かつ利用者の自己効力感の低下にもつながりかねない自立度を下げるという判断は簡単にはできません．

私はテーブルの脚を切ることを考えました．テーブルの高さを変えることができれば，補高のためのクッションや，足底接地のための足台などを使用しなくても姿勢にアプローチすることができます．その旨をフロアスタッフに相談すると，現場のスタッフは賛同してくれましたが，施設からの許可は下りませんでした．

そこで私はまず，そもそもテーブルの高さはどのように算出しているのかをメーカーに問い合わせることから始めました．その計算式を入手した後で，入所している利用者を身長別に3群に分け，それぞれの平均身長を出し計算式にあてはめて，望ましいテーブルの高さを算出しました．

次に，可動式テーブルを使って，現在食事に使用している高さのテーブルと，計算して割り出した高さのテーブルを再現し，両間でペグ操作などの作業時間がどの程度変化するかを計測しました．また，姿勢の変化を画像データでまとめ，利用者の感想も踏まえて学会で発表したうえで，あらためてテーブルの高さを変えるための企画書を施設に提出しました．

このプロセスを経ることで，施設側もテーブルの脚を切るプランに賛同してくれました．テーブルの脚を切り，3タイプの高さを用意したことで，食事に要する時間の短縮に加え，食べこぼし量の減少などの変化を確認できました．万歳をするように食事をしていたムツさんも，それまで以上に安楽に食事を摂ることが可能になりました．このような変化が生じたことで，新規の利用者が入所した際は，「○○さんはどのテーブルがいいかな」とフロアスタッフが相談してくれるようになりました．

私たち作業療法士の多くは，病院や施設などに勤務しています．当然のことながら，そこには多くの人が入院（入所）生活をしています．そこで日々行われる作業の形態は，たとえそれが常識的な作業形態とかけ離れていたとしても，いつのまにか，私たちにとっての「あたりまえの景色」になってしまいます．

食事場面だけを想起してみても，テーブルが高すぎる，和食を金属製のスプーンで摂取している，口のまわりが食物でひどく汚れている，まるで幼児が使用するようなコップで飲み物が提供されている…さまざまな「あたりまえではないあたりまえ」の景色がそこにはあります．

もちろん障害の種類や程度によって，その形態がベストな場合もあるかもしれません．しかしながら，今回のテーブルがそうであったように，一度あたりまえの景色を疑い，問題点や改善可能性に対する評価を行い，目に見える形でその必要性を示すことで，環境の加工が可能になる場合もあります．クライエントのよりよい生活を支援するため，日常を再考し続けることは，生活を支援する作業療法士の大切な役割です．

Keyword

- 一般社会と乖離した医療現場の「あたりまえ」
- 「認識」や「気づき」が態度や言葉をつくる
- 専門性に立脚した価値を批判的吟味する
- 思いはすぐに習慣の中に消える

一般社会と乖離した医療現場の「あたりまえ」

作業療法士は，人—環境—作業の連環である作業遂行を評価・支援します．したがって支援の内容には，環境に関するものが多く含まれます．ベッドの高さを変更する．トイレの場所を変更する．家族に必要な知識を提供するetc…これらはすべて環境調整です．

しかし，クライエント個人に関連した環境ではなく，公共要素の強い環境については，あまり関心が向かないことも少なくありません．特に自立度の高いクライエントであれば，適応できる環境の自由度が高い場合も多いため，その関心は，よりクライエント個々の環境因子に向くのかもしれません．

今回のムツさんは，かなり小柄な女性だったため，私は違和感を感じることができましたが，もしムツさんの存在がなかったら，最初の環境のまま日常が更新され続けたかもしれません．病院や施設といった特異的な環境から社会生活に戻るために，また，病院や施設でも，より一般社会に近い生活を営むことができるように，私たちがクライエントに関連したあらゆる環境因子に関心をもち，そこで抽出した課題を解決するために尽力することが大切です．

物理的な環境は，ある程度客観的に捉えることができるため，違和感を感じることは比較的容易かもしれません．しかし実際には，物理的環境に関する課題以外にもさまざまな課題が私たちのまわりには存在しています．

例えば，私たちは日々ADLを遂行しています．昨日，自分がどのようにADLを遂行したかを思い出してみます．おそらく多くの人は，ADLの多くの項目を1人で遂行したのではないでしょうか．仮に明日，すべてのADL項目に見守りがつくことを想像してみてください．どのような気持ちになるでしょうか．自立度には影響を及ぼさないかもしれませんが，そこには「見られたくない」という羞恥心や，「私のやり方は他人と違っていないだろうか」といった自信のなさ，鬱陶しさなどが伴うはずです．それは，私たちが同様の感情をクライエントに与えているかもしれないということです．私たちが何気なく見ているクライエントの日常は，一般社会と比較すると，あまりにも非日常であることがわかります．

「認識」や「気づき」が態度や言葉をつくる

上述した非日常的な状況をすべて否定しているわけではありません．多くのクライエントは，なんらかの障害を抱え他者の援助が必要な状態にあります．修正可能性を問うことは大切ですが，多くの場合，非日常的な状況を生み出す支援は，必要に迫られて行っているものです．

大切なことは，私たちが非日常的な状況であることを理解したうえで支援をしているかどうかです．同じ作業項目に対して，同じ介助方法で支援を行う場合でも，セラピストがその状況を当然と考えているのか，非日常性がクライエントに与えるかもしれない負の影響について考えているのかは，態度や発言など，言動の端々に現れます．

セラピスト同士で話をしている際，クライエントに「〜させる」という言葉を使うセラピストがいます．その言葉からは，作業療法士は「治療してあげる人」，クライエントは「治してもらう人」，というヒエラルキーを感じます．正直なところ私も新人の頃などに，同様の言葉を使用していたことがあります．しかし作業療法とは，クライエントの実現傾向に働きかけ，クライエント自身が動機づけられるよう，また，目標指向的に課題解決に向けて行動できるよう，可能なかぎり最良の手段を選択しながら支援を行う「方法」であると意識するようになってからは，自然と「〜させる」といったような言葉を使用することはなくなりました．

もちろん上記のような言葉を使用しなければそれでよいというわけではありません．接遇教育を徹底するだけでも，望ましくない言葉の使用を抑制することはできるでしょう．しかし言葉は思考や行動を土台としなければ力や品を帯びません．

最近，自分の行動を他者に伝える際，あらゆることに対して過剰に「～させていただく」という表現を使う人が増えました．謙ることは乱暴な物言いよりは歓迎されると思います．また，丁寧な言葉を使用することを心がけることで行動に良い影響を与えることもあるでしょう．しかし状況や立場を鑑みず，ただ角の立たない言葉でやりすごすこともまた最良とはいえません．「問題が生じない」ことは「望ましい」ことと同義ではありません．

クライエントが現在，主観的にどのような状況にあるのかを常に考え，クライエントを取り巻く非日常性を理解しようと務める思考と行動が，クライエントの機微に触れ，より望ましい支援を行うことにつながります．

専門性に立脚した価値を批判的吟味する

今回のコラムでは，クライエントが使用しているテーブルの高さに関するエピソードを話題に取り上げましたが，クライエントに望ましいと思われる高さになるようテーブルに改良を加えるまでには，いくつかの段階をクリアする必要がありました．

まず，一般的なテーブルの高さの算出方法を調べ，そしてクライエントの身長であらためて望ましい高さを算出しなおし，その高さで作業効率等の評価を行い，学会で発表するというプロセスを経て，ようやく施設側からテーブルの脚を切ることについて許可をもらうことができました．

私たちはそれぞれ職種ごとに専門の教育を受けて現場に立っています．それぞれの職種で関心の所在が異なることも多く，それが「私が大切に思っていることを他職種は理解してくれない」といった思考を誘発します．

今回のテーブルの高さを変える取り組みについても，正直最初は，「なぜわかってくれないのだろう」という思考に苛まれました．しかし同時に，「なぜテーブルの高さを下げることが大切なのか」「何 cm 下げることが理想なのか」「下げるとどのような変化が生じるのか」これらの問いに対して，根拠となる結果をもって答えられない自分がいることに気付くことができたのは収穫でした．

単なる信念のレベルで自分の思いを押し通そうとしても，良い結果が生まれるはずがありません．仮に実現したとしても，それは相手が折れてくれただけであり，クライエントの利益のために合意形成を図ることとは本質的に異なります．

自分の専門性に立脚した「価値」こそ十分な批判的吟味が必要です．私が最初にテーブルの脚を切る提案をした際，すぐに許可を出すのではなく，根拠を示せと言ってくれたことに今はとても感謝しています．

思いはすぐに習慣の中に消える

私たちは日々いろいろなことを感じ，考え，言語化しながら時間を過ごしています．その中で，現状に対する課題や違和感を感じることがあります．しかしながら，最初は違和感を感じた状況でも，しばらく時間が経過すると，その状況が習慣化し「あたりまえ」になってしまいます．習慣化は人の意識を開放するという特性を有しているので，一度習慣化してしまった状況に身を置きながら，状況を客観視し，課題を抽出することは容易ではありません．

だからこそ日常の些細な場面で気づいたことがあれば，そのつど形に残すことが大切です．メモを取る，同僚に話す，先輩に相談する，内容や状況によってその形はさまざまだと思いますが，感じた課題や違和感を何もしないまま過去に追いやらないようにします．

次に大切な要素は，上記の違和感や課題を解決するために，具体的に必要な行動を導くことです．まずは，解決策を考える前に，問いの妥当性を検証します．自分が感じた違和感を一般化された言葉に置き換えるとどう表現できるだろうか．他の専門性をもつ職種はどう感じるだろうか．いま焦点を当てるべき事柄か．同じような状況を解決した先行研究はないかなど，問い自体を磨いていきます．その後で解決に向けた行動を起こしていきます．

中堅の頃，私は面接評価に対して今よりも苦手意識を強くもっていました．クライエントに過去の作業歴や大切な作業に関する質問をしても「もう高齢だから最近は何もしていませんでした」「何もやりたいことはありません」といった返答をされることが多く，クライエントと面接をすることに対して劣等感を抱いていたのです．

なんとかこの状況を打開したいと考え続ける中で「回復期病棟に入院してくるクライエントは，急性期にいる間，大切な作業に関わる経験が少ないがために，作業の想起が難しくなるのではないか」という仮説を立てました．そして，ADLや家事などの写真を眺めながら面接を進めることができたら，クライエントは大切な作業を想起・表出しやすいのではないかと考えた私は，作業場面を集めた写真集を作ることを計画しました．

その際，過去に同様の取り組みを行った人がいないか先行研究を調べているときに知ったのが，当時神奈川の大学で研究していた友利幸之介先生が開発中だった作業選択意思決定支援ソフト（ADOC）でした．

ADOCは私が構想していた写真集よりもずっと洗練されていました．換装される94枚のイラストは，既存の活動・参加レベルの評価から400以上の項目を抽出し，ICFに準拠しながら選ばれたものでした．また，情報を整理するマトリクス画面や計画書の作成機能など，緻密に練り上げられた構造をしていました．

私は友利先生に連絡をとり，データ収集をするからADOCを試用させてほしい旨を伝えました．友利先生から共同研究しようとの返事をいただいてからは，すぐに所属長，院長に許可をもらい，法人の研究倫理審査委員会でプレゼンテーションを行い，早い段階で試用することが可能になりました．このプロセスは，それまで作業の共有が難しかった多くのクライエントとの協働を可能にするとともに，病院機能評価などの外部評価でも高評価につながるなど，多くの波及効果を生みました．

面接評価に苦手意識をもっていたあの頃，そのまま日々の業務を継続していたら，いつしか苦手意識をもった状況に慣れてしまい，何も解決しないまま日々が流れていったかもしれません．写真集を作ろうと構想した際も，先行研究を調べようとせず，ただ思いだけで行動していたら，ADOCとの出会いもありませんでした．

上述したように，日常の多くの要素は習慣化します．習慣化することで，以前抱いていた課題が見えなくなってしまうことは，クライエントの不利益へとつながります．私たちは完璧な臨床をすることはできません．いつも何か課題を抱えながら研鑽を続けていかなければなりません．

私たちには，よりよい作業療法を提供するために習慣化した日常を再考し，問いを立て，巨人の肩に乗り，必要な行動選択を行い，実際に行動する．この一連のプロセスを繰り返す姿勢が不可欠です．

4 主体性を賦活する

keyword

- 「諦め」と「折り合い」
- 経験を通して考える機会を提供する
- 経験と自己認識を同時に支援する
- 段階的に適応的側面に介入する

主体性を賦活する

山間部で暮らすノリオさんは，初回面接で身辺ADLの困りごとに加え，自動車運転や農作業，友人との交流の再開を希望していました．目標を共有した私たちは，上記の生活の再開に向け，まずは排泄や更衣などのADL自立に向けた協働を始めましたが，重度の左片麻痺に加えて注意障害のあるノリオさんは，ADL全般に軽介助が必要な状態であり，各動作の学習に時間を要しました．

しかしながら，ノリオさんは変化に対して柔軟性のある人でした．私が代償手段を提案すると，頭ごなしに拒否することはせず，「まずやってみる」姿勢を大切にする人でした．そして，私からの提案を受け入れながら，身辺ADLが見守りレベルにまで改善した頃から，まだ自立できていない作業について，自ら工夫の提案をしてくれるようになってきました．

その提案は必ずしも的確な内容ではありませんでしたが，日々の練習にただ受動的に取り組むのではなく，内省しながら自分で改善策を考えるノリオさんの姿勢を大切にするため，私も一方的な提案は極力行わず，「一緒に考える」姿勢を重視しながら支援を継続しました．

作業療法開始から約1か月後，ADOCを用いて再評価をしたときのことでした．ADOCの満足度で排泄を4，更衣を3と選択したノリオさんに対して，私はその差の理由を尋ねました．「トイレは昼間自分で行けるようになったから4くらいでいいと思う．着替えも自分でできるようになったけど…よく考えてみたら，俺は病気になる前，家の中でもいつもYシャツにスラックスだった．ベルトの練習もしなきゃいけない，だからまだ3だな」その語りからは，初回評価時以上に内省する様子がうかがえました．

「この1か月は，日々の練習をがんばるだけではなくて，ずいぶんいろいろなことを考える時間にもなったんですね．今後のことで，心配なことや思いついたことがあったらいつでも相談してください」と私が問いかけると，ノリオさんは「まだ先だけど…もしも運転がダメだったらシニアカーを使おうと思うんだ．あと…俺は絶対畑仕事ができるようにリハビリする．だけどまちがいなく病気になる前よりは家の中にいる時間が増えると思う．これまで自分の楽しみは全部家の外でやることだったから，入院中に家の中でできる趣味も見つけたいと思ってたんだ」と続けました．

私とノリオさんは，たびたび話し合いの時間を設けながら，本人の納得できる形でADLや畑仕事，友人との交流に関連した練習を続けました．また，「お茶やコーヒーに凝ってみたい」と，作業療法室でお茶入れやドリップの練習にも励みました．4か月の入院の後，ノリオさんは自宅へと退院．装具と4点杖を併用しながら，畑仕事や友人との交流を継続しています．

なんらかの障害を呈した場合，これまで大切にしてきた作業を今後はどのように遂行するのかについて考えなければならない場面があります．機能回復によって実現する，現在の身体を前提に，練習によって技能を習得する，環境を加工することで実現する，諦める…その選択はあらゆる状況を加味しながら流動的に行われていきます．

そこで大切なのは，クライエントの可能性を狭小化せず，最大の成果につながる選択をすること，そして，その選択における意思決定にクライエント自身がどのように関わるかです．医療現場では，頻繁に意思決定がなされます．リスクが高く，選択の余地がないような状況では，医療者主体で決定が行われることもありますが，リハビリテーションのように比較的リスクが低く，不確実性の高い支援内容を決める際には，必要な知識をクライエントに提供し，クライエントが意思決定に参加することが理想です．

私たち作業療法士は，クライエントの作業遂行能力を高める支援を行うだけでなく，クライエント自身が主体的に妥当で建設的な自己決定をすることができるよう，必要な情報を提供することに加え，日々の一つひとつの経験が考えるための材料になるよう，働きかけを行うことが大切です．

Keyword

- 「諦め」と「折り合い」
- 経験を通して考える機会を提供する
- 経験と自己認識を同時に支援する
- 段階的に適応的側面に介入する

「諦め」と「折り合い」

今から約20年前，日本作業療法士協会学術誌『作業療法』の巻頭言に，「諦めることを支える」という記事が掲載されていました．そこでは障害を呈した2人のクライエントが紹介されていました．Aさんは自分の障害の状況を鑑み，自分にできそうな作業に積極的に挑戦し，障害を踏まえた作業形態を採用しながら社会復帰を果たしました．一方Bさんは，病前の自分に戻るために，社会的な役割から隔絶された状態で長期間にわたり機能回復訓練のみを続けます．そしてある日「もうやめます」と一言残し，セラピストの元を去っていきました．

もちろんこれは，「前者の支援が望ましい．後者のような支援は間違っている」と安易に言うようなものではありません．後者のクライエントのとった行動は，障害を呈した全ての人の思いを体現しているとも言えます．2人の対照的な人生を紹介しながら，私たち作業療法士のあるべき形を考えさせてくれるこの巻頭言は，駆け出しの頃の私に大切な「問い」を与えてくれました．

諦めるという言葉は，諸事情を踏まえて「断念する」という意味であり，一般的にネガティブな印象をもちます．しかしながら，状況によっては必ずしもネガティブな行為ではありません．よく考えてみると，私たちも過去の人生においてあらゆる望みを叶えてきたわけではありません．足りないものを数えれば限りがなく，また，過去に諦めたことも数え切れないほどにあるでしょう．それでも私たちは，自分の所属する環境の中で，日々の作業遂行を通して現状に折り合いをつけながら生活しています．

前書*の「2. 循環を支援する」でも触れましたが，私たちは，単にクライエントの「できない」を「できる」ように支援するだけでなく，クライエントが自身の状況に折り合いをつけることができるような支援を行うことが求められます．

*『12人のクライエントが教えてくれる作業療法をするうえで大切なこと』(三輪書店，2018年)

経験を通して考える機会を提供する

では，どうすればクライエントが折り合いをつけながら生活することを支援できるのでしょうか．「折り合いをつける」とは，自分の中のさまざまな感情をうまくまとめ，整理するという意味があります．さまざまな感情をうまくまとめるためには，自分自身が経験を通して考えるというプロセスが不可欠な要素になります．

日々臨床現場で多くのクライエントと接していると，能力の自己認識に課題のあるクライエントに出会います．自己認識が過度に高く，自分の能力や予後以上の水準を求めたり，能力以上の行動をとるクライエントや，反対に，自己認識が過度に低く，あらゆる可能性に対して否定的・消極的で，何事にも挑戦をしようとしないクライエントがいます．このようなクライエントを担当した際，私たちはその原因を，認知機能の低下や鬱，もともとの性格などに結びつけて考えがちです．

もちろん認知機能の低下等で上記の状態に陥ることはあると思いますが，並行して私たちが考えるべきことは，「能力の自己認識を適正化するのに十分で適切な経験機会を提供できているか」ということです．人は，自分の心身を駆使して環境に働きかけ，環境を操作しながら目的を達成する，そのプロセスを通して自己の能力を認識していきます．

ここで重要なポイントとなるのが，クライエントの日々の経験にどの程度の主体性が伴っているかという視点です．セラピストの指示どおりに反復練習を行うだけでも，ある程度の能力向上は達成できると思いますが，必ずしもその延長に主体的な作業遂行や能力の自己認識の適正化があるとは限りません．「なぜその作業を行うのか」「その作業の達成とはどのような状態を指すのか」を理解し，目標指向的に試行錯誤を繰り返しながら課題達成を重ねることで，主体性が育まれ，プロセスの質を自己評価する視点や工夫しようとする思考がさらに磨かれていきます．このプロセスを通して，自己実現を果たすべく必要なスキルを身につけながら，結果として自己認識が適正化されていく．それが前に進む折り合いの付け方であり，作業療法士が支えるべき要素でしょう．

以前，ある学会で，リハビリテーションに対して拒否があるクライエントやモチベーションが上がらないクライエントに対して，主治医や看護師長などが話し合いの場を設け，説得をするというシステムを構築したら拒否するクライエントが減少したという発表を聴いたことがあります．全くリハビリテーションができない状況と比較すれば，効果があるのかもしれませんが，外的な説得のみで行動を統制するというアプローチは，本質からの距離を感じます．

今回のコラムで紹介したノリオさんも，入院当初は自動車運転再開に対する強いこだわりがありました．しかし，日々取り組む課題を共有・確認する時間を設け，また，取り組みの中で解決策を一緒に考え，再び挑戦することを繰り返しながら，挑戦の成果やそこから見える今後の可能性について言語化するというプロセスの中で，少しずつ自分から作業遂行における工夫を提案してくれるようになりました．結果，誰に説得されたわけでもなく，「運転が再開できなかったらシニアカーを活用しよう」という代替案を自ら考えてくれました．

もし主体的に作業に参加する機会を提供せずに，一方的に医療者側が運転を禁止していたならば，おそらくノリオさんには確証バイアスが強く働き，運転の再開に拘り，自分から代替案を提案するという結果は生じなかったように思います．

経験と自己認識を同時に支援する

ここまで，自己の状態に折り合いをつけ主体性を賦活するためには，主体的な経験の積み重ねが重要であることを説明してきました．作業遂行という「人の経験」を扱う作業療法は，クライエントの主体性に働きかける機会を提供しやすい職種といえるでしょう．さらに，クライエントに必要な経験機会を提供すると同時に，その経験を言語化するプロセスを支援できるということも，作業療法の強みであると思います．

人は経験を重ねることによって常に変化し続けます．また，経験を解釈しながら自己を正当化したり，鼓舞したり，あるいは悲観したりと，さまざまな物語を更新していきます．前向きな人は，望ましくない経験をしても，その経験から学び取ることができる要素に焦点を当て，自らの成長の糧にすることができます．反対に，同じような経験をしても，自らの不運を悲観することしかできない人もいます．

これには，生まれもった傾向があることがわかっていますが，もちろん全てが先天的に決まっており，変容の余地はない，というわけではありません．人は作業を介した環境との相互交流を通して自己を更新し続ける開放系です．作業療法士は，クライエントが望ましい経験，望ましい解釈をすることができるような環境因子であることが重要です．

人の解釈は言語的な交流のみでも変化することがあります．しかしながら，言葉のみで変化した解釈は，そこに実体験が伴わないため，行動変容の要素としては脆弱です．言葉だけで解釈を変えようと思っても，脳卒中をはじめとする大変なライフイベントを経験したクライエントにとっては「キレイゴト」にしか思えないかもしれません．また，単に動作練習のみを継続して提供し，その結果能力が向上したとしても，それが必ず自己効力感の向上や肯定的な解釈につながるとも限りません．

必要な能力の獲得を支援しながら，環境を操作できる自己を肯定的に解釈し，言語化することができるよう，そして，獲得した能力と肯定的な解釈が，相補的にさらなる自己実現へと繋がっていくよう，作業療法士は経験と自己認識の両方を支援していくことが大切です．この２つに同時に介入できることは作業療法の強みです．

段階的に適応的側面に介入する

日頃から作業療法をしていると，クライエントが作業形態等の変化に対してどの程度柔軟であるか，つまりクライエントの適応的側面が協働するうえでの鍵となる場合があります．リハビリテーションに対してのモチベーションは高くても，習得モデルや代償モデルを受け付けようとしないクライエントが少なくありません．専門的な知識を有していないクライエントは，習得モデルや代償モデルを提案されるということに対して，「もう回復しない」と言われているような印象をもつ場合があることを理解しておく必要があります．

上述したように，今回のコラムに登場したノリオさんは，自分から自動車運転の再開が難しければ，シニアカーを使うという代替案を提案してくれました．しかしその判断までには，さまざまな経験と内省，言語化の繰り返しがありました．これは，適応的側面に介入するためにも大切なポイントになります．

私の場合は，起居動作や靴の着脱など，緊急度の高い作業に対して，すぐに変化を感じることができる介入を行うことを原則にしていました．入院直後に，自分の身体を上手くコントロールできず，あらゆる作業に他者の助けが必要なクライエントに対して，片手で趣味活動を行う提案をしても，多くのクライエントは疑問しか生じないでしょう（もちろんそれが良循環の契機になることもあります）．一方，発症からこれまで，自力で遂行することができなかった作業がものの数分で自力遂行可能になる．そのような経験を重ねることは，クライエントの適応的側面に対して少しずつ影響を与えます．

それは，機能回復か能力向上，どちらかを優先して片方は諦めるといった二極化した思考から距離のある，自分で環境を加工できるという経験機会の提供に主眼を置いた介入です．動機づけられていない状態で，すぐに結果の出ない課題に向き合い続けられるほど人は強くありません．

継続的な努力を要さずに自立度が変化するような経験機会の提供から始め，モチベーションの変化に合わせて，少しずつ自己決定の機会や達成に時間を要する課題を増やしていくと，クライエント自身がよりストレスの少ない状況で，自己の行動変容に必要な経験機会に向き合うことができるようになっていきます．当然のことながら，セラピストはクライエントの非効果的な遂行要素を瞬時に判断し，効果的なアプローチができるよう，知識・技術を常に研鑽することが大前提であることも付け加えます．

ここまで，クライエントの適応的側面に対してどのように介入すればよいかについて触れてきましたが，ここで忘れてはいけないことが，適応的側面が柔軟なクライエントも，最も望んでいることは機能回復であるという事実です．

新しい身体で大切な作業の可能化を重ねることによって，生活における満足度が向上したとしても，満足度に反比例するように，機能回復に対する思いが減少するわけではありません(私はそう思っています)．クライエントの作業遂行の質がどれほど改善したとしても，同居するさまざまな感情や葛藤を含めて共有しようとする姿勢が，伴走者たるべき私たちには求められます．

5 情報を整理する

keyword

・目標を「共有」することは難しい
・クライエントのフレームを想像する
・同じ対象や概念を代理指示しているか
・クライエントの言葉で振り返る

情報を整理する

「元公務員，とてもしっかりした方で，認知機能も問題ありません．何事もしっかりと説明を聞いて納得したい性格の方です」．昨日，回復期リハ病棟に入院してきたヒロシさんの転院時サマリーには，右片麻痺の状況や現在のADL能力に加えて，彼の性格についての記載がたくさんありました．

私は普段どおりに面接評価から作業療法を開始しました．定年退職から2年，ヒロシさんは毎朝近所の喫茶店でモーニングを食べながら新聞を読むことがささやかな楽しみであること．最近始めた趣味が料理で，毎週，月水金の夕食はヒロシさんが作っていたこと．妻に面と向かっては伝えていないものの，実は長年家事を任せきりだった妻のために何かしてあげたいというのが料理を始めた本当の理由であることなど，知的で語彙の豊かなヒロシさんは，自分の作業歴についてかなり詳細に語ってくれました．

私とヒロシさんは，独歩レベルでのADL自立に加え，喫茶店に通うことや，妻のための家事再開を2か月で達成することを主目標に設定し，その日の面接評価を終えました．

翌日から本格的な介入を始めました．ヒロシさんが常に目標を意識しながら作業療法に参加できるよう，まず私は，昨日一緒に設定した目標を確認しました．すると，「目標はがんばって身体を治すことだけです」と，面接の内容とは全く異なる予想外の答えがかえってきました．それだけではありません．私がADLや家事を想定した練習を提案すると，肩のマッサージ以外はやらないとの返答…．実際，ヒロシさんは夜間に肩の痛みを訴えていたので，私はあらためて座位や臥位の姿勢や疼痛評価を行いながら，肩関節の運動を提供しました．しかし，すでに入院時から見守りで杖歩行が可能なヒロシさんが，肩の運動しか行わないことは，今後の能力や活動範囲を拡大できる可能性を狭小化してしまう可能性がありました．

私はあらためてヒロシさんと話し合いの時間をもち，前回の面接評価で共有した（つもりだった）目標を振り返るとともに，機能改善を促進するためには，作業の中で機能を駆使できる状態を作り出すことが大切であることや，主目標の達成に向け，ADLをはじめとする複数の作業について，どのような順番で獲得を目指すのが効率的か，各作業の再獲得には，どのような練習が効果的かを説明しました．また，口頭で説明するだけでなく，複数の情報を簡潔に紙に記載し，かつそれらを関連付けながら，予定している2か月をどのように使っていくのかについて話し合いました．

この話し合いを経てから，ヒロシさんと私は，協働的に作業療法を進めることが可能になりました．私が退院後の自己管理能力向上のために用意した自己トレメニューも，自身で記録をつけながら取り組むなど，もともと真面目でしっかりしているヒロシさんらしさを感じる取り組み方を続け，予定どおり2か月で自宅へと退院．最初の1か月のみ訪問リハビリテーションでフォローを行いましたが，現在は，病前と同様に，喫茶店で新聞を読み，妻のために料理をする生活を継続しています．

私たちは，クライエントが大切な作業と結びつくことができるよう，個別性の高い目標を設定しようと対話を重視します．しかしその対話の内容は，私たちが思っているほど共有できていないことが多いのもまた事実です．

表面的には作業レベルの情報を共有し，「○○ができるようになる」といった目標を共有したとしても，クライエントの認識の中では，あらゆる「○○ができる」は，「元通りの身体になる」と同義に解釈している場合もあります．私たちの想像以上に，クライエントの中には混沌とした形でしか面接内容は残っていないものです．

大切な作業についての情報を共有し，その作業の実現を目標として掲げるだけでなく，目標の実現に向けてどのようなプロセスが必要なのか．今，お互いが使用している言葉はどのような概念を示しているのか，など，クライエントが具体的なビジョンをもてるよう，一つひとつの情報をしっかりと整理することは，作業療法士の大切な役割です．

Keyword
- 目標を「共有」することは難しい
- クライエントのフレームを想像する
- 同じ対象や概念を代理指示しているか
- クライエントの言葉で振り返る

目標を「共有」することは難しい

近年，生活行為向上マネジメントの推進も手伝って，作業療法士は以前よりもクライエントと一緒に目標を決めるプロセスを大切にするようになったと感じます．以前に比べ「より構成的に目標を決めるようになった」という表現のほうが正確かもしれません．作業療法士のように，個別性の高い人の作業遂行を扱う専門職にとって，クライエントと一緒に目標を決めることは当然のことであり，望ましい形といえます．しかしながら，実際にどの程度目標を共有できているのかについては，その現状を冷静に受け止める必要があるでしょう．

以前，全国7箇所の回復期リハビリテーション病棟に協力を依頼し，作業療法士とクライエントが，目標をどの程度共有できているかについて調査を行ったことがありました．調査を行う前，私は，「作業療法士はクライエントと協働的に目標を設定していると回答する傾向があり，一方でクライエントは，作業療法士が目標を決めたと認識している人が多いのではないか」と結果を予想していました．予想に反して実際は，多くの作業療法士とクライエントが，お互いに相談しながら協働的に目標を設定した，目標について十分に説明を行った（説明を受けた）と回答しました．しかしながら，作業療法士とクライエントの両者から，初回面接で共有した短期目標の内容について回答してもらうと，その一致率はわずか17%という結果に留まりました．

この調査は，初回評価直後に実施した横断調査ですから，今回の調査で目標が一致していなくても，日々の協働の中で少しずつ目標の認識が擦り合ってくるペアもいるでしょう．決してこの調査で目標が一致しなかった83%の方たちが協働的な作業療法を提供できていないと言いたいのではありません．調査に協力してくれた施設で働く方たちは，いずれも熱心に作業に焦点を当てた実践に取り組んでいる方ばかりです．

この調査から言えることは，作業療法士とクライエントの両者は，協働的に目標を決めたと感じていること，作業療法士はしっかりとクライエントに説明をしたと思っていること，クライエントはしっかりと説明を受けたと感じていること，そして，目標を共有することはとても難しいということです．

私たちは，クライエントと十分な話し合いをすることができれば，目標の共有も容易になるというイメージをもっています．しかしながら，クライエントとの対話を重視するだけでは目標の共有にはつながらない現実があります．では，私たち作業療法士は，目標設定プロセスにおいてどのようなことに注意をはらうべきなのでしょうか．

クライエントのフレームを想像する

あなたは犬（チワワ）を飼っているとします．名前は仮にマロンとしましょう．あなたは昨日，マロンをトリミングに連れていったことを誰かに話したいと思っています．さて，あなたはこれから「仲の良い友人」「30代のクライエント（女性）」「80代のクライエント（男性）」の3名に対して話をします．それぞれに対しどのように伝えるでしょうか．想像してみてください．

私だったら，仲の良い友人には，「昨日マロンをトリミングに連れて行った」とそのまま伝えます．30代のクライエントには，「昨日飼っているチワワをトリミングに連れて行った」と伝えます．80代のクライエントには「昨日飼っている犬を散髪してもらってきた」と伝えます．

もちろんこれは，定型的にそうするという意味ではありません．人は同じ内容を他者に伝える場合でも，相手によって語彙を使い分けています．設定した3名は，共通して「犬」という認知のフレームをもっています．犬は当然，動物というフレームの中に属します．次に「チワワ」というフレームについて考えてみます．チワワは犬というフレームの中に属します．知名度の高いチワワですが，あらゆる年代の人が知っているほどの知名度はないかもしれません．加えて「マロン」については，これはフレームではなく固有名詞です．これはもともと飼っている犬にマロンと名付けた人と，その事実を知っている人だけで共有された情報です．

作業療法士は，さまざまな年代のクライエントを担当します．そして皆，クライエントが理解しやすいよう，丁寧な説明やコミュニケーションを心がけているでしょう．ここで大切なことは，相手のもっているフレームをどのくらい想像できるかということです．どんなに丁寧な言葉を使っても，詳細な説明を行っても，相手の有する（有するであろう）フレームを考慮しなければ，その情報が届かない場合があります．今回のコラムに登場したヒロシさんは何事もしっかりと説明を受けたうえで納得したい人でした．そこで私はかなり丁寧に説明と共有を行ったつもりでしたが，肝心のクライエントがもつフレームを理解しようとする姿勢が不十分でした．

相手のもつフレームを推察する能力を鍛えるためには，さまざまな属性をもつ人との交流機会をもつことが大切です．同じような属性の者同士のコミュニケーションだけでは，相手のフレームを推察し，相手に合わせて対象を指し示す表現を工夫する機会は少なくなります．

私自身の経験を振り返ってみると，子どもの頃から頻繁に本家の農業や林業を手伝った経験や，祖母とのコミュニケーションをはじめ，田舎の文化や高齢者世代の人々の考え方に触れてきた経験が，自分が作業療法士としてクライエントと関わるうえで有益な知識や推察力を与えてくれたと感じています．

同じ対象や概念を代理指示しているか

フレームの違いは，年代などの属性によってかなり差がありますが，それ以前に，我々は言語のもつ特性について理解しておく必要があります．そもそも言語とは，ある対象を指し示す代用物です．言語があることによって，我々はその対象をその場から切り離すことが可能になります．言語が特定の対象を代理指示してくれるがゆえに，私たちは，目の前の相手と，遠く数千キロ離れた世界遺産について話し合ったり，10年前の思い出話に花を咲かせたりすることができます．

ここで注目したいことは，言語が“特定の対象”を代理指示するということです．つまり二者間で言語を介して情報の交流を行う場合，お互いが認識している対象や概念が同一であることが，情報交流が正確に成立する条件となります．反対に，一つの言葉に対してお互いが別々の対象や概念を想像している場合，表面上は成立したように見える情報交流に，実際はさまざまな齟齬が生じている可能性があります．

作業療法士にとって身近な言葉である「作業」について考えてみます．私たちは，作業という言葉から，日本作業療法士協会が提唱する作業の定義をイメージします．しかしながら，多くのクライエントは，作業という言葉から，手芸や工芸などのものづくりをイメージするかもしれません．「活動」や「参加」なども同様に，私たちとクライエントのイメージには隔たりがありそうです．

今回のコラムに登場したヒロシさんは，知的で語彙が豊かな方でした．実際，私との面接評価でも，内省の結果を自らが選択した言葉で詳細に語ってくれました．しかしながら，そこで共有されたさまざまな言葉に対して，私とヒロシさんが代理指示する対象や概念に齟齬があったため，その面接で立案した目標は，両者の共有情報とはなりませんでした．

私たち作業療法士は，作業や活動など，一般の人が日常的に使用する用語を，独自に定義づけて専門用語として使用しています．それゆえにクライエントとの間で，同じ言葉からイメージする対象や概念に齟齬が生じやすくなります．

作業療法士は，クライエントの日常を扱う職種であるがゆえに，日常を構成するあらゆる情報を学問として学んでいます．それは，専門職としての知識や技術の習得に寄与している反面，クライエントと言語を介して特定の対象や概念を共有するという観点からは，障壁になり得ます．私たちは，言葉のもつこうした特性に留意して，お互いの認識に齟齬が生じないよう，適宜言葉の選択や説明，確認を慎重に行う必要があります．

クライエントの言葉で振り返る

相手のもつフレームや言語のもつ特性を理解したうえで面接評価を実施すれば，クライエントは面接内容を十分に理解することができるでしょうか．個人差が大きい部分かもしれませんが，一つ言えることは，クライエントは作業療法士よりも混沌とした状態でしか面接評価や日々のコミュニケーションの内容を記憶していないことが多いということです．

私たちは，作業療法理論やICFなど，さまざまな理論や概念を学んでいます．面接評価をはじめさまざまな評価を実施すると，その結果は既知の理論や概念を基盤に頭の中に自然に整理されます．一方，クライエントは，私たちが有する理論や概念をもち得ていないため，私たちほどに整理された状態で情報を認識することが難しいことが容易に想像できます．

病院に勤務していた頃，私がよく行っていた手法があります．それは，A3サイズの用紙をテーブルの上に広げ，鉛筆で大きな十字を書き，縦軸を重要度，横軸を緊急度としたマトリクス表を作成し，クライエントと一緒に面接評価の内容を紙面上で振り返るというものです．

数十分に及ぶ面接評価の内容を振り返り，これから作業療法で取り組んでいく作業を想起しながらマトリクス表の上に作業名を一緒に書き込んでいきます．その際，なぜその作業の再開を作業療法目標としたのか，また，なぜマトリクス表のその場所に作業名を書き込んだのか，理由についてもクライエント自身の言葉で語ってもらいます．

この作業を行うと，面接内容を簡潔に振り返ることが可能になるため，クライエントが作業療法で取り組んでいく目標について理解を深めることに役立ちます．同時に，クライエントが面接評価の内容をどの程度理解できているのかを確認することも可能になります．私がヒロシさんを担当したときは，ヒロシさんが理解力のある人であるがゆえに，納得した態度を示してくれたことを，イコール「共有できた」と錯覚し，このプロセスを丁寧に行うことを怠ってしまいました．なお作業選択意思決定支援ソフト（ADOC）では，画面上でこのやり取りをすることができます．

ここまで，面接評価を通してクライエントと目標を共有するための方略について説明してきました．さまざまな工夫や配慮を行うことで，クライエントと目標を共有できる可能性を高めることはできます．しかしながら，面接評価は，その場での作業遂行が伴わないため，どうしても内省や言語化が難しいクライエントもいます．そのような場合は，無理に面接評価の時間だけで目標を決めようとはせず，その後の観察評価をはじめとする必要な関わりの中で，つまりクライエントの作業経験が伴う状況で目標を共有したほうが効果的な場合もあります．

クライエントは作業療法士の役割を知らない場合が多いため，最初にしっかりと説明と面接を行う形が望ましいと考えます．しかしながら，クライエントの状態や状況はさまざまであるため，目標設定の望ましい形を理解したうえで，状況に応じて柔軟に手段を変容させる技術が必要です．

6 中立を維持する

keyword

- 「支援すべきこと」と「障壁」を混同しない
- 自己防衛の先に協働はない
- 実現傾向を前提に考える
- 作業のもつ力を活用する

中立を維持する

期限ギリギリで回復期リハビリテーション病棟に入院してきたエミさんは，重度の右片麻痺を呈した60代の女性です．これから登山にいくかのようなアウトドア系の服装を好むエミさん．身につけているもの一つひとつがとても色鮮やかでエミさんの拘りを感じます．先祖代々続く味噌屋を継いだエミさんは，1人で店を守りながら，水彩画や登山など多趣味な生活を送ってきました．

さっそく担当のIさんが面接評価を行うと，エミさんは，味噌屋のことや趣味のことなど多くの作業歴について語ってくれました．面接の内容を踏まえ，Iさんは，「独歩で身のまわりのことを行いながら，味噌屋や趣味を再開できる」を主目標にすることをエミさんに提示しました．しかしエミさんからは，予想外の答えが返ってきました．「手が治れば全て解決します．だから手のリハビリ以外はやりません…」断固とした態度にそれ以上の対話は難しいと感じたIさんは，その場ではエミさんの思いを傾聴するに留め，面接を中断しました．

その後，チームで検討した結果，Iさんは，エミさんに指導役になってもらい，Iさん用の手作り味噌を仕込むというプランを考えました．翌日，エミさんが希望した上肢機能訓練を実施後，味噌作りを教えてほしい旨を伝えると，「口を出すだけなら」という条件付きで，エミさんは指導役になることを承諾してくれました．

翌日から，味噌作りの指導が始まりました．その日のプログラムが全て終了した後，エミさんは作業療法室の台所でIさんの味噌作りを指導します．最初は口頭指示だけの約束だったエミさんですが，数日後には少しずつIさんを手伝うようになりました．開始当初は車椅子座位だった作業姿勢も，自分から「もたれ立位」になって手伝うようになり，Iさんと一緒に味噌の仕込みを仕上げる形になりました．

指導役として味噌作りに参加してから，エミさんは自宅で必要となる作業について想起し，取り組むべき課題について自分から提案してくれるようになりました．I さんは，あらためて面接評価で当初立案した目標を共有するとともに，エミさんの内的動機を追い越さない程度を保って，エミさんの提案を具体的な練習メニューに落とし込む関わりを継続しました．

もともと水彩画が好きだったエミさんは，居室で過ごす時間はお見舞いをくれた方々に絵手紙でお礼状を書くようになりました．約 3 か月後，エミさんは T 字杖歩行レベルで ADL が自立するとともに，調理や洗濯など，ひととおりの家事も自力遂行が可能となりました．

ADL に加えて，味噌屋の再開を目標としていたため，通常よりも多く外出・外泊を行い，訪問スタッフとの綿密な打ち合わせの末，エミさんは自宅へと退院．病前よりも規模は縮小したものの，無事に味噌屋を再開しています．

介入当初，エミさんは機能訓練のみを希望し，それ以外のリハビリテーションを受け入れませんでした．それを私たちは「機能回復に固執している」「リハを拒否している」などと表現しがちです．しかし，病前と同じ心身機能を取り戻したいという思考は，誰もが抱くあたりまえの思考です．セラピスト側の思い描く回復プロセスとのズレを埋めようとして説得を繰り返すことや，反対に機能訓練のみを提供し続けることは，いずれもクライエントに利益の大きい結果はもたらさないでしょう．

回復期リハ病棟のように入院期間が限られる環境では昔のように，ゆっくりとした時間の中で，少しずつクライエントの主体性が涵養されていく，そんな余裕はありません．だからこそ作業療法士は，クライエントが大切な作業に向き合うことができるような経験機会を適宜提供し，主体性に働きかけます．作業療法士は，クライエントの表出に対して，自分自身が作業療法を「やりやすいか」どうかで一喜一憂することなく常に中立的な態度で，クライエントが前を向くことができる方略を考え，クライエントが受け入れられる方法で経験機会を提供することが求められます．

Keyword

・「支援すべきこと」と「障壁」を混同しない
・自己防衛の先に協働はない
・実現傾向を前提に考える
・作業のもつ力を活用する

「支援すべきこと」と「障壁」を混同しない

このコラムに登場したエミさんは，初回面接で自身の作業歴について語ったものの，機能訓練以外のリハビリテーションを頑なに拒みました．クライエントの中に確固たるリハビリテーションのイメージがあるがゆえに，作業療法士が必要と思われる関わりをすることができない．そのような経験はだれにでもあるのではないでしょうか．私も若い頃，面接評価を通してクライエントの大切な作業を共有しようと意気込む中「無駄話はいいから早く揉んで」の一言で挫折感を味わったことが何度もあります．最初の挨拶の際，いきなり「前の病院の先生は毎日 40 分間一所懸命揉んでくれたんです，また今日からお願いします」と切り出され，返答に困ったこともありました．

言われるままクライエントが望むプログラムだけを提供していれば，拒否されることはないかもしれません．必要な（作業療法士が必要だと考える）プログラムを提供しようと説得を試みたり，無理に提供したりすれば，関係性にヒビが入り，ギクシャクとした日々を過ごすことになるかもしれません．

ここで一度，上記の二極化した思考から離れてみます．前書*の「相対性を考慮する」の項でも触れましたが，セラピストがまず考えるべきことは，この状況をどのように捉えるかです．私たちは，主体性の低いクライエントがいると「意欲の低下」，自己の問題を認識できないクライエントがいると「病識の欠如」，機能回復に強い関心をもつクライエントがいると「機能回復への固執」などの言葉で状況をまとめあげ，それらを問題点として扱う傾向があります．

脳卒中などのライフイベントを経験し，自己統制できない日々の中，クライエントが主体性を賦活させることは容易ではありません．自分に生じている障害が，社会生活においてどのような障壁となるのかを客観的に判断し，解決すべき課題に優先順位をつけることも難しいと思います．そもそもなんらかの心身機能の低下をきたしたクライエントが，その機能を取り戻したいと思うのは当然の感情でしょう．

セラピストの中に存在する「理想の作業療法の形」を疎外する要因という位置づけでこれらの状況を扱ってしまうと，クライエントと建設的に協働することは余計に難しくなってしまいます．

クライエントが主体的になることができない，自己の課題を認識できない，生活に目を向けることができない…これらの状況は，作業療法を進めるうえでの障壁ではありません．それ自体が作業の力を活用して支援すべき事柄であると捉えることが大切です．

＊『12人のクライエントが教えてくれる作業療法をするうえで大切なこと』（三輪書店，2018年）

自己防衛の先に協働はない

上記のような思考をもつためにはどのような要素が必要でしょうか．それは，クライエントのことを考えるということです．この文章を読んだ方は，「なにをそんなあたりまえのことを…」と思ったかもしれません．しかし，作業療法にかかわらず，人は自分の予期したとおりに物事が進まない場合，無意識に自己防衛的な思考が頭を支配するものです．

例えば，今回のエミさんのようなクライエントがいた場合，拒否されることを恐れ，相手の考えに迎合し，クライエントが望むプログラムのみを提供し続けてしまうような状況です．これは，表面的にはクライエントのことを考え「寄り添っている」ように見えますが，実際はきわめて自己防衛的な行動です．

私が駆け出しの頃，非常に攻撃性の強いクライエントのAさんを担当したことがありました．Aさんは50代の男性で，180 cmを超す高身長．重度の右片麻痺と失語があり，いつも叫び声を上げながら左手でベッド柵を殴りつけていました．私がAさんの入院している個室を訪れると，背臥位のまま私の手首を掴み，信じられないほどの力で捻ってきます．私は毎日Aさんの居室を訪れるのが憂鬱でたまりませんでした．しかしその憂鬱さの理由は，自分の右手首に走る痛みだけではありませんでした．私は，自分の中に，そのときはまだ言語化できない（言語化しようとしていない）違和感を確実に感じていたのです.

ある日，突然違和感の正体がわかりました．早朝，病棟の廊下を歩いていた私は，何気なく「おそらく今日もAさんは大暴れして介入できないだろう」と心の中でつぶやきました．そのとき同時に，「今日も拒否が強く介入できなかった」というシナリオをどこかで望んでいる自分に気づいてしまったのです．それは自己嫌悪に陥る思考でしたが，行動変容に必要な数秒間でした.

このままではAさんの可能性を狭小化してしまうと感じた私は，まずはAさんとしっかり向き合うことから始めることにしました．失語のあるAさんに対し，注意深くシンプルな言葉を選びながら「Aさんの力になりたいこと」「今後の生活をよりよくするために一緒に取り組んでいきたいこと」などを毅然と伝えると，Aさんは突然に表情を変えて，満面の笑みで「そーですかー」と叫びました．Aさんの笑顔を見たのはそのときが初めてでした．その後，何を質問しても，何を語りかけてもAさんからは「そーですかー」しか返ってきませんでしたが，それまでの全てを拒絶するような態度は一変し，終始笑顔で私とやりとりをしてくれるようになりました．それだけではありません．私以外のスタッフに対しても，同じように笑顔で対応してくれるようになったのです.

この経験はかなり極端な例かもしれません．しかしながら，いかにクライエントの「問題行動」と呼ばれるような現象は，医療者が作り出しているのかを痛感した貴重な経験でした.

実現傾向を前提に考える

来談者中心療法で有名なカール・ロジャースは，人は生まれつき自らを維持・強化し，実現する傾向と力を備えているとし，これを実現傾向（actualizing tendency）と名付けました．人は，必要な環境が整っていれば実現傾向に従って成長すると考えます.

小学校時代にアサガオを種から育てた経験を思い出してみてください．成長を促進させるために，種を割ったり中の葉を引き出したりはしなかったと思います．私たちが行ったことは，適切な大きさの鉢，十分な土や水，肥料を与え，日光のあたる場所を提供したことだけだと思います．なぜならアサガオの種の中には自分の力で発芽し成長する力が備わっているからです．反対に，適切な環境を与えなければ，アサガオが本来備わっている力を発揮することはできません．

作業療法士がクライエントと対峙する際には，クライエントの中によりよく生きようとする力が備わっていること（実現傾向）を大前提としながら，クライエントの思いや表出に対して無条件の肯定的関心をもつことが大切です．そのうえで，どのような環境を提供すれば，クライエントが自分自身で力を発揮することができるだろうか，という視点で介入内容を考えることができれば，必然的にセラピストの思考や介入の実際は，父権主義的なものに偏ることなく，クライエント中心で協働的なものになると思います．

ここでいう「環境」とは，いわゆる環境調整といわれる物理的環境や社会資源の調整だけを指しているのではありません．あらゆる作業療法プログラム，そのプログラムを提供するセラピストの関わり方など全てを含みます．

そうは言っても，クライエントとの日々の相互交流の中で，私たちの頭の中にはいろいろな思考が立ち現れます．恣意的に自分の思い描く理想の協働の形に誘導しようとしてしまったり，コミュニケーションが上手くいかない際に，自己を防衛する思考や行動が優先されてしまったりします．行動をすぐに変えることは難しいかもしれませんが，まずは，自分が“今”どのような思考に陥っているのかをできるだけ客観的に見つめる習慣をつけることから始めるのが現実的でしょう．そしてそれは，意識しながら日々を過ごすことで，確実に習慣化することができます．

作業のもつ力を活用する

ここであらためて，Ｉさんとエミさんの作業療法プロセスについて振り返ってみます．今回Ｉさんは，エミさんから面接評価で話し合った作業の再開に向けて協働していくことを明確に拒否され，機能訓練のみを希望されました．しかしながら，以下の２つのポイントによって，結果的に協働的な作業療法を行うことができました．

1つ目は，機能訓練のみを希望してくるエミさんに迎合しなかったことです．もちろん機能訓練自体を否定するものではありません．Ｉさんに対し必要な機能面への介入を行いながらも，今後，エミさんが独居生活や生産的作業に復帰するために必要な課題をしっかりと評価し，どのような介入を行えば，作業療法を通してそれらの課題を解決できるかに焦点を当てていました．

2つ目は，人が作業に関わる際に生じるさまざまな影響を多面的に考えながら作業機会の提供方法を工夫したということです．今回Ｉさんは，「自分用の味噌を仕込む」という状況を設定し，指導役としてエミさんに関わってもらうことから作業療法を開始しました．これは一体どういうことなのでしょうか．

Ｉさんが考えたことは，「味噌作りという作業への参加が結果としてエミさんの思い描くリハビリテーションを否定する形にならないこと」そして，「指導役になってもらうことでエミさんが行為の主体になることを避け，心理的な負荷が少ない状態で大切な作業に関わることができる環境を用意すること」でした．

エミさん自身が大切な作業に焦点を当て，協働的な課題解決プロセスを歩むためには，言語的な説得だけでは難しい状況であり，まずはエミさん自身が大切な作業に関わる機会が必要と考えました．しかしながら，既述のようにエミさんは機能訓練以外は受け入れない状況であり，作業参加の機会を提供すること自体が難しい状況でした．そこでＩさんは，エミさんが心理的な抵抗を示さずに作業に関わることができる方法を考えました．それが指導役になってもらうということでした．

あくまでも味噌作りをするのはＩさんであり，エミさんは指導役という少し距離のある立場です．エミさんが味噌作りをしようと提案したわけではありません．行為の主体はＩさんであり，行為の責任もＩさんに従属します．指導役ですから，直接失敗体験をすることもありません．それでいてエミさんは，明らかに味噌作りという大切な作業に関わることができます．Ｉさんは，これらの両立を図ることで，エミさんが心理的な抵抗を示さずに，大切な作業に関わることができるよう働きかけたのです．

このような介入はとても難しいと感じるかもしれませんが，その介入を支える要素は非常にシンプルです．大切なことは，「クライエントの表出に対して中立的関心をもつこと」そして，「作業のもつ力を活用すること」です．

7 承認を保証する

keyword

- さまざまな感情を抱えながら生きる
- 希望の叶え方を熟慮する
- 表出されない情報を「どう捉えるべきか」を考える
- 形態を機能に立脚する

承認を保証する

ある日の作業療法室．ムツさんと私は折り紙で花マリを作っていました．昨日全てのパーツを完成させたムツさんは，糊と仮止め用のクリップを使って花マリを組み上げていきます．軽度の右片麻痺を呈したムツさんは，回復期リハ病棟入棟当初から左手ばかりを使用していましたが，最近では，少しずつ右手を使うことが習慣化してきました．全てのパーツの糊付けが終わると，明日仮止め用のクリップを外すことを楽しみに，その日の作業療法を終えました．

ムツさんを居室に送り届けた後，私が病棟の廊下を歩いていると，隣の部屋のアイさんが折り入って話があると声を掛けてきました．病棟の隅にある談話スペースであらためて話を伺うと，今週末，久しぶりに家族が面会に来るとのことでした．「それはよかったですね」私が言葉を返すと，アイさんは次の言葉の表出を躊躇しているようでした．

「何かあったら遠慮なく仰ってください」私は，アイさんの「言い出しづらさ」を助長しないよう，あまり深刻な表情を見せず，かつ二人だけの世界に閉じこもるようなイメージで声掛けを続けました．

「…さっきムツさんが作っていた折り紙がほしいんです…そして…できれば私が作ったことにして孫にプレゼントしたいんです」アイさんはとても恥ずかしそうな，申し訳なさそうな表情で語りました．

アイさんは長年のリウマチで，手指はムチランス変形が強く，全く実用的な使用ができない状況でした．現在は，内服の調整と変形・廃用予防の自己トレーニング指導，ADL練習を中心に毎日を過ごしていました．ここ数年，自宅では家族の介助でADLを行うのみ．その他の時間はずっとベッドでテレビを観ながら過ごしていたそうです．これまで役割がほとんどない生活をしてきたアイさんは，孫のために何かしたいと思い，思いついたのが花マリをプレゼントすることでした．しかしながら，自分で作ることができないアイさんは，なんとか花マリを譲ってもらえるよう，ムツさんにお願いをしてほしいと，私を呼び止めたのでした．

「ムツさんに依頼することで，アイさんの希望を叶えながら，同時にムツさんの有能感に働きかけるプランはどうだろうか…でもお話好きのムツさんは周りの人にこの話をしてしまうのではないか…」私は一瞬でいろいろなことを考えました．

「面会までまだ3日ありますから，明日から一緒に作りましょう．とにかく僕に任せてください」私はアイさんに提案しました．その日の話し合いは終了しました．

さっそく私は，花マリのパーツ60個を作成し，パーツを5個ずつ糊付けして，花を12個作成しました．翌日，アイさんに両手掌で花を支えてもらいながら，12個の花同士を接着する作業を実施．他のプログラムと並行しながら作業を続け，家族が来院する前日，花マリは完成しました．

週明け，アイさんの居室を訪ねると，無事，孫にプレゼントすることができたとのこと．いまにも泣き出しそうなアイさんを談話室に連れていくと，「10年，人にやってもらうばかりでしたけど，久しぶりに人のためにできました」と大声をあげて泣いていました．

作業療法士は，作業を通してクライエントの健康と幸福を支援します．そのためには，「しなければならない作業」に加えて，「したい作業」や「することを期待されている作業」を含めた包括的な支援が必要です．しかしながら，クライエントは私たちが思っている以上に遠慮をしています．アイさんのように，その作業の実現に多くの支援を必要とするような場合であればなおさらです．作業療法士は，日々の相互交流の中で，クライエントが心に秘めた思いを開示することができるよう，開示できなかった理由に十分な配慮を行いながら承認を保証する関わりが求められます．

Keyword
・さまざまな感情を抱えながら生きる
・希望の叶え方を熟慮する
・表出されない情報を「どう捉えるべきか」を考える
・形態を機能に立脚する

さまざまな感情を抱えながら生きる

臨床現場では，さまざまな疾病，障害，生活背景をもったクライエントが同じ場所で時間を過ごします．一見穏やかに見える日常の景色の中にも，そこには多くの感情が渦巻いています．しばしばクライエントから「あの人は入院してきたばかりなのに，なんでもう車椅子に乗れるようになったんですか」「私とあの人，どっちが良くなりますか」などの質問を受けることがあります．また，クライエントの家族からは「なんでウチの人は退院するのに同じ部屋の○○さんは退院させられないんですか」「なんであの人の手は動くようになったのにウチの人の手は動かないんですか」などと聞かれることもあります．

今回のコラムに登場したアイさんは，普段はどちらかというと無口な方でした．他者に話しかけられた際には，笑顔で愛想よく必要最低限の返答をする．そんなアイさんに，他のクライエントやスタッフたちは，皆「穏やかで優しい人」という印象を抱いていたと思います．

しかしながら，あの日，アイさんがムツさんの作った花マリを譲ってほしいと嘆願してきたとき，私はアイさんの中に渦巻く感情の一片を覗いたような気がしました．アイさんは，恥ずかしさや情けなさ，自分の人生に対する無情さ，でもよりよい自分でありたい，家族にとって価値ある存在でありたいという欲求…そうしたさまざまな思いを統合しきれないような表情で私に心の内を打ちあけてくれました．私はあの表情を一生忘れることはありません．

折り合いをつけることのできない感情を背負いながら日々生活するアイさん

の気持ちを思うと，いたたまれない気持ちになりましたが，同時にその気持ちはアイさんの心の開示を無駄にしてはいけないという決意に変わりました．

人は，実際の能力や有能感が高次に統合されていないときや，所属の中で意味のある役割を担うことができていないときほど，相対性の中で自己評価（または他者評価）を行う傾向があるように思います．入院中のクライエントは，特にそのような状況に陥りやすいかもしれません．

だからこそクライエントの周囲にいる作業療法士をはじめとするスタッフは，クライエントの心の内を共有できるよう，また，クライエントが心の内を開示できる存在であるよう努めながら，クライエントにとって効果的な環境因子となるべく日々の相互交流を研ぎ澄ます必要があります．

希望の叶え方を熟慮する

クライエントが心の内を開示してくれた場合，思いを傾聴するだけでも治療的な意義はあると思います．しかしながら，クライエントは語りと解釈を基盤とした物語の中にだけ生きているわけではありません．クライエントには所属があり，人とのつながりがあり，役割があり，そして自身の身体の管理人でもあるわけです．大切なことは，クライエントの開示に対して私たちがどのような対応をするか，つまり，どのように可能化のための支援を行うことができるかです．

アイさんのケースはとても慎重さが求められました．支援の本質的な目的は，アイさんが，作品を孫にプレゼントすることで，自分の存在意義を見出すことでした．そのためには，まずプレゼントする作品が必要です．最初，アイさんは，ムツさんの作品を譲ってもらうことを提案してきましたが，他のクライエントを絡めてしまうと，うわさ話が広がってしまったり，アイさん自身が病棟内で他者に気を使いながら生活しなければならなくなったりと，負の側面が予測されたため，私はそのプランを実行することは望ましくないという判断をしました．

この判断をしたのは，上記の負の側面を懸念したからだけでなく，アイさんが自分で作った作品のほうが，アイさん自身も有能感を得ることができると思ったからです．しかし無理に作業をしてもらうと，当然のことながら重度のリウマチに悪影響があります．また，もしも作品自体の審美的な完成度があまり高くない場合，全ての目的やねらいの達成が半減してしまう可能性もありました．だからといって，私がその工程のほとんどを代行してしまえば，孫のためにがんばったという感覚は薄れてしまうでしょう．

そこで，手指に負担のかかるプロセスは私が準備をしたうえで，最後の仕上げの作業をアイさんに行ってもらう計画を立てました．また，私が工程の一部を担うことで，アイさんの自分で作品を作ったという達成感が半減してしまわないよう，あくまでも「家族が面会に来る日が迫っていたので手伝った」というスタンスを重視しました．

表出されない情報を「どう捉えるべきか」を考える

クライエントの作業を扱う際の大切な要素に「共有する」ということがあります．単にセラピストがクライエントの作業に関する情報を理解するだけでなく，クライエント自身が大切な作業について内省し，言語化することで，内的動機づけや具体的な目標設定につなげていくことを含むもので，それは主体性を重視する作業療法において大切な要素でしょう．しかしながら，今回のアイさんのケースがそうであったように，他者に伝えることが憚られるような情報もあるわけです．

このような場合の対応で大切なことは，クライエントを支援するうえで必要な情報を，クライエントが表出してくれた情報の範囲にとらわれず，広く捉えようとする姿勢です．人が価値を見出す作業は，他者に対して誇らしく語ることができるものばかりとは限りません．その人の自尊心を保つためには大切でありながら，他者に開示することに抵抗を感じる作業もたくさんあります．そのような，もしかしたらずっと表出されることがないかもしれない作業についての情報を，言葉の切片や何気ない日常場面の観察から推察するとともに，表出することが躊躇われた理由を考慮しながら，その作業の可能化を支援する態度と技能が作業療法士には求められます．

作業を通して生きる主体はいうまでもなくクライエント自身です．したがって作業療法は，クライエントが自身の健康と幸福を促進する作業を理解し，作業療法士という資源を活用しながら自己実現に向けて共に歩む協働的プロセスであることが理想といえるでしょう．しかしながら，実際には，障害の種類や程度，生活歴，性格など，さまざまな要素がモザイク状に影響を与え合いながら，その理想的なプロセスの実行に弾力的な変容を求めてきます．

駆け出しの頃の私は，自分自身のコミュニケーションスキルを高めることができれば，クライエント自身の内省や言語化を十分に補助することができると思っていました．しかし実際には，無理にクライエントに全てを語ってもらうよりも，こちらが汲み取ることが望ましいような状況も多々ありました．

大切なことは，「クライエント自身が語る言葉をもつことができるよう支援するべきか」「推察して代弁するべきか」「あえてこちらが汲み取るレベルにとどめ，クライエント本人の認識の外側で支援をするべきか」などを目的や状況によって選択できるようになることです．

形態を機能に立脚する

作業の側面は，意味・形態・機能と分類されます．その中でも「○○さんの意味のある作業は…」など，意味に関する情報を耳にすることが多くなりました．また，単に動作的に他者の介助がいらない状態を目指すのではなく，クライエントが価値を見出した作業形態を尊重する関わりを目にすることも増えました．一方，意味や形態と比較して，作業の機能については，あまり話を聞かないような印象があります．

作業の機能とは，一般的にその作業がクライエントの成長や適応にどのような影響を与えるかという側面を指します．意味や形態と比較すると，機能の側面については，クライエントと共有するというよりも，作業療法士の臨床推論においてより重視される要素であるため，表立って耳にする機会が少ないのかもしれません．しかし作業の機能についての知識や思考は，作業の力でクライエントを支援する作業療法士にとって必要不可欠なものです．

作業療法士は「クライエントが希望した作業だから支援する」といった短絡的な思考ではなく，目の前のクライエントが，その状況において，その作業に関わることが，どのように影響するのかについて十分に思考することが求められます．そのプロセスを省略し，希望を叶えることだけに関心をもってしまうと，クライエントの健康と幸福を支援している「つもり」でも，実際には限られた時間や資源の中でクライエントの作業的存在としての健康を支援するという作業療法の本分からは距離のある支援になってしまっている場合もあります．それは結果として，作業療法自体の価値を下げてしまうことにもなります．

今回アイさんと実施した花マリ作りについても，導入する前にいろいろなことを考えました．花マリ作りは，直接ADLの向上につながるものではありません．今後，継続的に趣味として取り組むこともないでしょう．しかし，あの状況でアイさんが花マリ作りに関わり，家族にプレゼントするという作業は，アイさんの自尊心を保ち，ずっと他者の援助を受けながら生活してきたアイさんの中にある利他的な思いを具現化することに役立つと考えました．また，アイさんに対してどのように接してほしいかを家族に伝えるためにも効果的だと考えたのです．

作業療法士は，クライエントが大切な作業に関わることができるよう，人—環境—作業のあらゆる側面から支援を行います．支援の際には，予後予測や障害の程度はもちろんのこと，本人の趣味嗜好や地域性などを踏まえ，繊細な調整や配慮を行います．これらの支援が真にクライエントの健康と幸福に寄与するよう，作業療法士は，その作業の機能的側面について熟考したうえで，具体的な支援方法を導くことが大切です．

8 役割を創造する

keyword

- 役割が成立する条件
- 外的期待から役割を支援する
- 功労者としての役割
- 自己管理者役割を支える

役割を創造する

通所リハでは，毎月テーマを決めて「おやつ作り」を実施しています．甘味，漬物，郷土料理など，これまでにいろいろなメニューを作ってきました．利用者との話し合いの結果，今月は「そば打ち」を行うことになりました．

私の勤務していた地域はそばが有名で，人気店がたくさんあります．その中でも，一番の人気店の先代であるショウイチさんは，重度の片麻痺を呈し，昨年から通所リハを利用していました．

スタッフがさりげなく「ショウイチさん，今は息子さんが後を継いでくれて安心ですね」と声掛けを行うと，ショウイチさんは，寡黙な表情で，「息子はまだまだだ…俺は真冬でも毎朝3時からそばを打っていた…」と一言．その言葉を聞いたスタッフは，「息子さんは効率的に仕事してるんじゃないですか？　それにそばは打ち立てのほうが美味しいっていいますし…」との返答．何気ない日常の一場面でしたが，私はショウイチさんの表情がとても気になりました．

翌週からそば打ちを開始するために，スタッフ間で話し合いを行いました．このようなイベントは，男性利用者の参加率が低い傾向があります．私の勤務していた通所リハでも毎回男性の参加率が低いため，そばを作る間，参加しない男性には体操を提供することなども含め，内容の検討を行いました．その中で，私はショウイチさんについての話題を出しました．

「ショウイチさんにもう一度“大将”になってもらいませんか？　息子さんが後を継いでいまも店は大繁盛しています．でも，ショウイチさんの様子を見ていると，自分の築き上げた功績が置き去りにされていることを悲しんでいるように感じます．現状の身体機能では，実際にそばを打つことは難しいと思いますが，指導役として参加してもらいましょう」

事前にその旨を本人に伝えると，プレッシャーを与えてしまう可能性があるため，当日，各工程の中でさりげなくピンポイントで指示を仰ぐこと，心理的な負荷がかからない難易度の質問にすること，「ショウイチさんの指示どおりに実施したら失敗した」という状況にならないよう，スタッフは全ての工程をマスターしたうえでショウイチさんにアドバイスを求めることなどを共有し，当日を迎えました．

当日は事前に検討した内容を確認したうえでそば打ちを開始しました．ショウイチさんは，普段は自分から口を開くことがなく，車椅子座位のままほとんど動かない人でしたが，スタッフがアドバイスと求めると，そのたびに的確な指示を与えてくれました．そして終盤には鍋を覗き込み，自分から指示を与えるなど，主体的に参加する様子も観察されました．そばが完成後，試食をしながら皆でショウイチさんにお礼を伝えると，ショウイチさんは，50 年前の開店当時の苦労話や，自分が編み出したそば打ちのポイントなどを雄弁に語ってくれました．

私たちが担当するクライエントは，加齢や障害等の理由から生産者役割を引退している場合が多いと思います．新しい役割をみつけ，活発な日常を営む方もいれば，不活発な生活に陥る方もいます．そこで大切になるのが，私たちの関心をどこに向けるかです．

人生経験の豊富なクライエントには，それだけ多くの作業歴があります．社会に貢献した作業，自分の居場所を作ってきた作業，アイデンティティを構築していた作業，生活リズムを支えてきた作業…そこにはさまざまな功績や物語が詰まっています．

私たちは，現状の身体機能や能力のみに注目するのではなく，過去の作業歴と現在の状況を踏まえ，新しい役割を提供することができます．そしてその形態は，必ずしも身体機能を駆使する必要はありません．今回のショウイチさんのように，指示レベルで遂行できるよう加工することもできます．クライエントが自己肯定しながら日々を過ごすことができるよう，新しい役割を創造することは，作業療法士の大切な役割の一つです．

Keyword

- 役割が成立する条件
- 外的期待から役割を支援する
- 功労者としての役割
- 自己管理者役割を支える

役割が成立する条件

一般的に役割という言葉は，「外部から与えられたなんらかの仕事」といった意味で使用されることが多いかもしれません．しかし作業療法において役割という言葉は，上記のそれよりもずっと広義の概念で定義されます．もちろん与えられた仕事も大切な役割ですが，それだけでなく，生産者であること，何かの愛好家であること，特定の宗教を信仰する信仰者であること，誰かにとっての友人であること，学生であることなども役割です．あらゆる作業には役割的側面があります．そのため，作業を「役割」「課題」「活動」の３つの階層で捉える考え方もあります．

人は生活を営むうえで非常に多くの役割を担っていることがわかります．したがって人の生活を支援する作業療法士は，必然的に人の役割に関わることが多くなります．作業療法士は臨床場面で「役割」という言葉を頻繁に使いますが，クライエントの役割を支援するためには，過去に遂行していた作業を動作的に可能にするだけでは十分ではありません．役割が成立する諸条件を整備する必要があります．

自分が特定の役割を担いたいと考えていて，かつそれを実行する能力を有していたとしても，周囲からその役割を担うことを求められていなければ，その役割は成立しないかもしれません．クライエントが自宅で特定の役割を担いたいと思っており，実際にそれを遂行する能力を有していながらも，家族の反対によって実現に至らなかった苦い経験を誰もがしたことがあると思います．

自分が担いたいと思っていて，周囲からも期待されていながら，実行する能力に欠ける場合や，周囲から期待されていて実行する能力を有していながらも本人が全くその役割を担いたいと思えない状況もまた，役割は成立しない可能性があります．

つまり，人が所属環境において役割を担うためには，内的な期待，外的な期待，そして役割を実行する能力の３つが必要になります．それは同時に，作業療法士がクライエントの役割を支援する際，この３つの側面に関心をもちながら介入する必要性を意味しています．

作業療法士は，クライエントの遂行能力を高めるためにさまざまな支援を行います．また，クライエントのモチベーションの向上をはかるべく，作業選択や難易度を繊細に調整します．クライエントと近しい人に対して，必要な指導を行うこともあります．これらの支援を独立した関心のもとに行うのではなく，内的な期待，外的な期待，実行する能力の全てが，役割の獲得に必要な関連要素であるという認識のもとに行うことで，より効果的な支援ができる可能性が高まります．

外的期待から役割を支援する

ところで，作業療法士は臨床場面において，しばしば「指導役」という言葉を使用します．「もう○○さんは自分で畑仕事を行うことは難しいから，今後は息子さんの指導役として活躍してもらいましょう…」などといったやり取りがカンファレンス等で聞かれることもあります．そしてなんとなく話し合いの場では，スタッフ間の合意形成が図られてしまうものです．

実際にはどうなのでしょうか．生産者役割の代替として，生活場面で日常的に「指導役」という役割を担いながら生活を営むことができるクライエントがどれだけいるでしょうか．指導役という役割は，本人の希望や能力だけで実行できる役割ではありません．上述したように，人が役割を担うためには，本人の意思や能力だけでなく，周囲の期待という要素が必要になります．実際に指導を受ける立場の人がもっていない知識を当事者が有していて，かつそれを定期的に求められるような状況でなければ，指導役という役割は成立しません．指導役という役割を支援するためには，多面的な環境づくりが必要になります．

今回のコラムに登場したショウイチさんに指導役を担ってもらおうと計画した際，私たちが一番慎重に検討した要素は「外的な期待をどのように加工するか」ということでした．求める要素が多すぎたり，難易度が高すぎたりすれば，挫折体験になってしまう可能性があります．反対に，難易度が低すぎれば，プロとしての自尊心を傷つけてしまう可能性もありました．また，そば打ちという過去に生産的作業として行っていた大切な作業に関わることで，過去の自分と現在の自分を比較する契機になってしまう可能性も懸念されました．

指導役という立場でそば作りに関わることで，どうにかショウイチさんにも達成感や自分の存在意義を感じてもらいたい．そのためには周囲がどのような態度で何をどの程度求めることが望ましいのか．それについて時間をかけて検討しました．結果，スタッフは絶対に失敗しないよう練習をしておくこと，プレッシャーを与えないように，事前に指導役を担ってもらう旨は伝えないこと，各工程の途中で，日常会話のようにさりげなくアドバイスを求める態度を維持すること，そばについての専門的な知識を要しながらも，ショウイチさんが簡単に返答できるような質問内容を吟味しておくことなどを選択したわけです．

作業療法士はクライエントが大切な作業に再び関わることができるように支援を行います．また，新しい作業への挑戦を支援することもあります．いずれの場合であっても，その作業の役割的側面について関心をもち，その役割を実行するためにはどのような条件が必要なのか，それを俯瞰しながら支援を行うことが大切です．

功労者としての役割

人はだれでも加齢により，少しずつ身体機能や認知機能が衰えてきます．また，若い頃と同様の作業遂行能力を維持することも容易ではなくなります．一方，反対に充実してくる要素もあります．それは過去の作業歴です．

まだ社会全体が豊かではなかった頃から苦労を重ねて現在の社会を作り上げてくれたこと，家族を立派に育て上げたこと…これら無数の作業歴は，「功労者役割」という新しい役割を担うための貴重な資源になります．功労者という新しい役割を担うことは，自己のアイデンティティを維持し，価値を語ることにつながります．

しかしながら，クライエントが功労者役割を担うためには，他の役割と同様に，外的な期待が必要です．周囲の人が，クライエントが過去に積み上げた作業歴に関心を寄せ，それを称賛する態度をもっていれば，クライエントは功労者役割を担うことが可能になりますが，反対に，周囲が全く関心を示さなければ，過去の作業歴は言語化されないまま，クライエントの功労者役割の獲得に寄与しません．

臨床現場で働いていたとき，後輩のＩくんはクライエントの過去の功績をアルバムにまとめ，クライエントと家族の了承を得たうえで，車椅子のバックポケットに設置するという関わりをしていました．クライエントと関わる人は皆，そのアルバムを介してコミュニケーションを取ることで功労者役割を支援できるようになるわけです．この取り組みは，クライエントが退院するときのサマリーとしての役割も果たしてくれました．

私たちは，クライエントの作業歴に関心をもち，作業歴を語る機会を提供することで，クライエントが新しい役割を担うことを支援することができます．皆が同様の関心をもちながらクライエントと関わることは簡単ではありませんが，Ｉくんのような工夫をすることで，より多くの人が同じ関心をもちながらクライエントと接することができるようになります．

上述した「指導者」としての役割や「功労者」としての役割は，いずれも外的な期待の加工が重要であることを説明しました．これは，私たちが介入すべき対象は，クライエント本人だけではないことを意味しています．家族をはじめとするクライエントと親しい人たちは，必ずしもクライエントにとって有益な意思決定をするとは限りません．前書*の「期待を加工する」でも取り上げたように，クライエントを思うがゆえに，できるだけ何もしなくてもよいように環境整備をした結果，クライエントが大切な役割を果たすことができなくなってしまった事例は少なくありません．

当然，家族には家族の都合がありますから，あらゆる要素をクライエントのために加工することは難しいと思いますが，大切な作業に関わり，役割を果たしながら生活を送ることがいかにクライエントの健康と幸福に必要なのか，それをまずはしっかりと代弁すること，そして可能な範囲の最大限の支援を行うことが大切です．

＊『12 人のクライエントが教えてくれる作業療法をするうえで大切なこと』（三輪書店，2018 年）

自己管理者役割を支える

障害を呈した人の役割を支援するうえで，もう一つ大切な要素があります．それは，障害を呈したゆえに担うことになった「新しい役割」を支えるということです．諸機能の低下や障害を呈すると，人は「自己管理者」という新しい役割を担わなくてはならなくなります．厳密にいえば，すべての人が自己管理者役割を担っていると言えますが，退行的な変化によって自己管理の内容がより負担の大きいものに変化することは，身体的にも心理的にも大きな負担となります．

自己管理者役割を担ううえで負担となるのは，その実行要素だけでなく，趣味嗜好的な特性を帯びた内的な期待が少ないこと．そして，内的な期待の賦活につながるような外的な期待や報酬が伴わないことです．例えば，スポーツ選手であれば，自分自身が良いプレーをすることに関心があるはずです．また，サポーターが熱心に応援してくれることや，年俸は自身のモチベーションに寄与するでしょう．しかし日々褥瘡予防に努めなければならない状況や，家族から褥瘡予防の自己管理を期待されることは，自分自身のことでありながらも，きわめて義務的な要素が強く，いわゆるモチベーションとは異なる感覚を当事者に与えるはずです．

このように，内的な期待や外的な期待の伴わない役割を担わなければならない場合，人は多くの意思を必要とします．だからこそクライエントを支援する作業療法士は，クライエントが少しでも安楽に必要な動作を遂行し，習慣的に自己管理者役割を全うすることができるよう，機能の回復や能力の向上，環境の整備等の側面から可能なかぎりの支援をすることが大切です．

大切な作業に十分に関わることができているかどうか，それは自立度だけで測ることはできません．作業との関わりを通して健康や幸福が促進されるか否かは，作業に含まれる役割的側面をどのように果たしているかが大切な要素になります．

作業には，義務で行う作業や強い願望のある作業，社会的に責任のある作業や息抜きになるような作業…さまざまな特性を帯びたものがあります．しかしあらゆる作業に関わる際にも，その作業の役割的側面を意識しながら支援を行うことが作業療法士には求められます．

9 文脈を共有する

keyword

- 「遠慮」と「認知度の低さ」がもたらす弊害
- 事前の情報収集で推察の精度を高める
- 「刺激」の意味を再考する
- 5W1Hを意識しながら作業に関わる

文脈を共有する

いつものようにスタッフルームで朝のミーティングを終え，夜勤者からの申し送りを確認するためにステーションを訪れると，ステーション内の円卓には，昨夜，他県から入所してきたミキさんがいました．ミキさんは，脊髄腫瘍の手術をした後，回復期リハ病棟でリハビリテーションを経験後，私が勤務していた介護老人保健施設へと入所してきた70代の女性です．今回は，より安全にADLを遂行すること，そして自宅退院へ向けた各種調整を行うことを目的とした入所でした．

挨拶をしようと近づくと，ミキさんの目の前には前院からのサマリーに同封されてきた「塗り絵」と「色鉛筆」が置かれていました．サマリーを確認すると，「家族より絵が好きとの情報あり．刺激の入力として空き時間に塗り絵をやらせていたが意欲が低い」との記述がありました．そこには，「やらせていた」「意欲が低い」など，私が絶対に使用しない「気になる表現」が多数みられました．

心配になった私は，さっそくミキさんに話しかけました．「ミキさん，塗り絵が置いてありますけど，絵がお好きなんですか？」私が質問すると，ミキさんは苦笑いを浮かべるのみで返答はありませんでした．私は，面接評価を行う前にまず家族と連絡をとることにしました．

娘さんに電話をかけ，サマリーの記載内容について確認すると，ミキさんは大手の出版社と契約していたイラストレーターで，絵本の挿絵などを手掛ける仕事を数十年にわたって続けてきたことがわかりました．過去に手掛けた作品の中には，私が子どもの頃に大好きだったものもありました．現在はすでに一線を退き，絵を描くという作業は，同居の孫に頼まれた際に簡単なイラストを描いてあげる程度であったとのことでした．

娘さんとの電話を終えた私は，すぐにステーションにいるミキさんに声をかけ，面接室へと向かいました．あらためてミキさんの過去の活躍についての話を伺うと，ミキさんは，自分の仕事に大変誇りをもっており，目を輝かせながら過去の作品について雄弁に語るものの，予想どおり「今は絵を描きたいなんて全然思わない．ましてや人前で子どもの塗り絵なんて」とのことでした．

ここではだれもミキさんの大切な作業を軽く扱ったりしないこと，そして，退所に向けた調整を進める間に，まだ努力の増大がみられる ADL がより安全・安楽にできるよう取り組むことを共有し，一緒に計画書を作成しました．

そして，スタッフが「絵を描く」という大切な作業を誤った認識で扱わないように，またミキさんの過去の作品を媒介としてコミュニケーションがとれるように，市立図書館でミキさんの手掛けた絵本を借り，スタッフと内容についての情報を共有しました．スタッフは，自分の子どもが幼いときにミキさんの描いた絵本を何度も読み聞かせたこと，若いスタッフに関しては，自身が幼い頃に何度も読んだことなど，あくまでもさりげなく思い出や感謝を伝えながら，ミキさんと接するようになりました．

ミキさんは 1 か月半の入所を経て，自宅へと退所．車椅子レベルで入浴以外の ADL を全て遂行し，息子夫婦，孫と一緒に生活しています．

作業には名前があります．同じ名前の作業でもクライエントがその作業を，いつ，どこで，どのように，なぜ遂行していたのか，その遂行文脈は皆異なります．クライエント特有の遂行文脈を共有しないままに支援を行うと，結果として，クライエントの満足度の向上に寄与しない，クライエントが作業を遂行する環境に適応できないなど，さまざまな弊害の原因にもなります．それどころか，クライエントを深く傷つける可能性だってあります．

特定の作業に対して自分が抱いた遂行文脈のイメージを疑い，クライエント特有の文脈を共有しようと務めることは，作業療法士が効果的な支援を行うために不可欠な要素です．

Keyword
- 「遠慮」と「認知度の低さ」がもたらす弊害
- 事前の情報収集で推察の精度を高める
- 「刺激」の意味を再考する
- 5W1H を意識しながら作業に関わる

「遠慮」と「認知度の低さ」がもたらす弊害

私たちは頻繁にクライエントとコミュニケーションをとります．初回面接はもちろんのこと，日々の協働の中でも多くのやりとりをします．人の生活を支援する作業療法士は，疾病や障害についてだけでなく，かなりプライベートな内容についてもクライエントと共有することが少なくありません．

日々いろいろな話題について話をしていると，まるでお互いを理解し合えているような感覚に陥ることがあります．しかしながら，実際には，クライエントやその家族には，私たちの想像以上に「遠慮」があるということを念頭に置いたほうがよいでしょう．

クライエントや家族は，病院や施設に対して「自分に暫定的に生じているマイナス要素を改善するためにお世話になる場所」というイメージをもっています．したがって，クライエントは心身機能面の問題については話しやすいものの，趣味嗜好についての希望や，疾病・障害に直接関係のない作業歴等の情報については，なかなか自分からは表出できない場合が少なくありません．

特に私たちが担当することの多い高齢の方は，自分のワガママを外に出さず，いろいろなことを我慢をしながら生きてきた方が多いでしょう．男性は弱さを外に出さず，多くを語らずに黙々と仕事をする．女性は嫁という立場で大切な場面での意思決定権を与えられない状態で日々黙々と家事に勤しむ．これらは少し表現が極端かもしれませんが，若い世代と相対的に比較すれば，明らかに上記のような状況の中で長い時間を過ごしてきた傾向があると思います．

いろいろな事柄に対して我慢をしてきた世代の人が，突然，病院や施設で自分の心の内を開示することは容易なことではありません．「遠慮して言えない」というよりも，そもそも「そんなことを考え，開示しようと思ったこともない」のかもしれません．

上述したような世代的な特徴に加えて，もう一つクライエントが大切な作業について開示しにくい理由があります．それは作業療法サービスについての理解・認識の不一致を原因とするものです．私は野菜がほしければ八百屋に行きます．髪を切りたければ美容室に行きます．しかしながら，目の前のクライエントはどのような理由で作業療法室を訪れたのでしょうか．「作業の先生は手の先生」「マッサージしてください」「前の病院の先生は 40 分一所懸命揉んでくれました」いまだにこのようなセリフを聞くことは決して少なくありません．クライエントやその家族に対して作業療法を理解してもらう工夫をすることは大切です．今回のコラムに登場したミキさんの家族は，前院での情報収集で「絵を描くのが好き」という情報のみを伝え，その遂行文脈についての情報は一切伝えていませんでした．

これも作業療法というサービスをしっかりと説明しなかったことで生じた問題だと思います．作業療法とはどのようなサービスなのか，なぜその情報を聴きたいと思っているのか，その情報をどのように活用しようと思っているのか，を十分に説明していれば，家族が開示してくれる情報は異なるものになっていたはずです．実際，本施設に入所した際に，私があらためて家族に電話をかけ，作業療法サービスの目的について十分に説明をした後は，家族は有益な情報をたくさん開示してくれました．

事前の情報収集で推察の精度を高める

ここまで，クライエントが医療者に対して遠慮をしていること，もともと安易に希望を開示するような生活はしてこなかったこと，作業療法サービスを理解していない人が多いことなど，クライエントと十分なコミュニケーションをとることが難しい理由の一端について説明してきました．このような内容を踏まえると，作業療法開始直後に実施する初回面接などは，そもそもあまり有効性がないのではないかと思う人もいるかもしれません．

私はそれでも，やはり原則的に初回面接は実施したほうがよいと思います．面接は情報を共有したり，目標設定を行ったりする目的以前に，作業療法という協働を行っていくための契約的・儀式的な側面があるからです．しかしながら，ただ面接を実施すれば最良の結果が得られるとは限りません．面接評価を有益なものにするために，私たち作業療法士は事前の準備が必要になります．

ミキさんとの面接評価実施前に私がそうしたように，事前に可能なかぎりの情報を集め，推察の精度を高めた状態でクライエントの言葉に耳を傾けるというプロセスが重要です．面接を行うときは，余計な情報をもたずに無の状態でクライエントと向き合うべきという考え方がありますが，それは恣意性を排除するという意味であり，「なにも準備しなくてよい」という意味ではありません．

私は臨床時代，新しいクライエントを担当する際には，面接評価を実施する前に，サマリーやカルテの情報を網羅することはもちろんのこと，可能なかぎり家族と面接をするようにしていました．このプロセスは，クライエントとの面接評価をよりよいものにするだけにとどまらず，家族の認識や関心に影響を与えることにも役立ちました．

入院当初，家族の関心の多くはクライエントの機能障害がどの程度回復するのか，できないことが一人でできるようになるのかに向いています．純粋にクライエントを心配する気持ちはもちろんのこと，クライエントの退院時の自立度によっては，家族の遂行する作業やこれまで遂行していた作業同士のバランスも変化を強いられるので，これは当然の関心でしょう．しかしながら，入院初期に家族と面接を行い，ADLの自立度向上を目指すだけでなく，大切な作業に関わることができる状態を取り戻すことによって，クライエント本人らしい生活を支援していきたい旨を説明すると，その方針に対して否定的な態度を示す家族はこれまでに一人もいませんでした．皆本人らしい生活に戻ってほしいと潜在的に思っているものの，医療やリハビリテーションに対する印象や先入観，クライエントの回復の程度によっては自分たちの生活にも大きな影響があるという現状などから，いつの間にか，家族の関心は医学的な回復やどの程度他者の介助が必要になるのかなどに偏ってしまうだけなのです．

クライエントと面接する前に家族と面接を行うと，クライエントの語りの裏側にある思いを推察する精度を高め，叙述的な語りを冷静に捉えることが可能になります．作業療法士には，中立的にクライエントと向き合うことに弊害が生じないよう，十分に注意しながら情報を収集する態度と行動が求められます．

「刺激」の意味を再考する

ここまで，さまざまな要因によって，クライエントはなかなか心の内を開示することができないこと，そして，それらの状況を打開するためにはどのような対応が必要なのかについて説明してきました．加えて，今回ミキさんと関わる中で，非常に気になったことがもう一つあります．それは，「刺激を入力する」というアプローチについてです．

しばしば医療・福祉の現場では，「刺激を入れる」「刺激を入力する」といった言葉が使われます．意識レベルの低下したクライエントや，認知機能の低下したクライエント，不活発な生活を継続するといったクライエントに対して，過去の生活歴の中で，当事者が大切にしていた作業に関連した事物を現状の生活文脈に添加するというものです．「歌手の○○が好きだったから○○の曲を“聴かせる”」などといったアプローチが散見されます．今回のコラムに登場したミキさんに対しても，前院では「ミキさんは絵が好きだから塗り絵を“やらせる”」といった刺激の入力が行われていました．

もう20年近く前の話になりますが，ある学会に参加した際，衝撃的な発表を聴いたことがあります．あまり詳細には記載できませんが，その内容は，ADLが全介助で自分から身体を動かすことはほとんどなく，長年ベッド上で過ごす方が多く入院している療養病棟で，爆音でハードロックを聴かせたところ，数名の入院患者が自ら手を動かし耳を塞いだというものでした．あまりの衝撃と怒りに震えたことを昨日のことのように思い出します．その療養病棟でハードロックを聴かせた人間は，不活発な状態に陥った人に，大きな音を聞かせれば自発的な動作を誘発できるかもしれないことに関心をもったのです．それが，何年も身体を動かしていない人でも，自ら肢節を動かし耳を塞ぎたくなるほどの侵害刺激であることには関心が向かなかったということです．さらにその報告を（報告以前にまずその介入自体を）止める人間が周囲に一人もいなかったということです．

不活発なクライエントに対して，なにか行動のきっかけとなるような環境因子を提供することは確かに大切でしょう（それを刺激と呼べるかどうかは議論すべきところですが）．ただしその環境因子は，クライエントの主体的な行動に寄与するよう快感情や責任感，自尊心などに立脚した興味・関心の源泉であるべきです．提供した環境因子が，クライエントに侵害刺激を与えたり，自尊心を傷つけたりするものであるならば，それは暴力でしかありません．私たちは，「刺激を入れる」などの何気なく使用する言葉が含むべき要素を常に問いながら，クライエントに向き合うことが大切です．あの日，ミキさんの前に置かれていた稚拙な塗り絵は，ミキさんを傷つける鋭利な刃物にしか見えませんでした．

5W1H を意識しながら作業に関わる

クライエントの大切な作業に関する情報を共有する場合には，その作業に関連した文脈をしっかりと捉えることが大切です．そのためには，When（いつ）Where（どこで）Who（だれが）What（なにを）Why（なぜ）How（どのように），つまり 5W1H が大切だと言われます．これは，イギリスの詩人，ラドヤード・キプリングの『The Elephant's Child』に登場する詩がはじまりとされており，我が国では「六可の法則」と呼ばれたりもします．この 5W1H は，クライエントの作業遂行文脈を捉え，共有する際に役立つ枠組みです．

Who は当然クライエントを指しますが，Who は，単に「だれが」と捉えるのではなく，「どのような人となりのクライエントが」と認識しておくと，より詳細にクライエントを捉えるための指針となるでしょう．What は大切な作業を指しますので，ここにはセルフケアや生産的作業，レジャーなど，あらゆる作業が含まれます．Why は作業の意味に該当する要素であり，行動の理由の源泉たる情報になります．How や Where，When については，作業の形態に関する情報が該当します．

私たちは，クライエントの健康と幸福を支援するため，過去の作業歴についての情報や，現在の興味・関心・希望など，さまざまな情報を共有します．そして，作業の力を使ってさまざまな支援を行います．

作業療法は非常に自由度の高い方法であり，それゆえに自分が実施している評価は必要な情報を網羅できているのか，提供している支援内容は望ましいものなのか，判断が難しい場合が少なくありません．そのようなとき，1 つの判断指標になるのが 5W1H です．クライエントの大切な作業を名称的に捉え，動作的な自立度の向上を目指すだけでなく，クライエントと共有した情報を 5W1H に照らし合わせて，不足している情報を補いながら，クライエントが有意義な形で大切な作業に関わることができるよう多面的支援を行う姿勢が大切です．

10 変化に伴走する

keyword

・願望と行動には齟齬があることを理解する
・習慣を変えることの難しさ
・伴走者として関係性を構築する
・可能性を拡大する組織づくりが必要

変化に伴走する

出産を機に脳出血を発症し，左片麻痺を呈したナミさんは40代の女性です．ADLは自立レベルで退院したものの，ほとんど外出することはなく，自宅内で約4年間を過ごしていました．入院リハビリテーション（リハ）を終了後，訪問リハスタッフが定期的に介入していましたが，活動・参加レベルに変化はなく，ストレッチなど，機能維持程度の関わりが続いていました．

さまざまな事情が重なり，担当スタッフが後輩のIさんに代わりました．これまでの長期にわたる訪問リハで，ナミさんの中には，リハビリ＝ストレッチのイメージが根付いており，「作業療法士と一緒に自分の生活をよりよいものに変える」という視点が全くありませんでした．

そこでIさんはまず，作業療法の説明を丁寧に行い，大切な作業と再び関わることができるよう協働していきたい旨を伝えました．初回面接では，あまり具体的な作業についての希望は言語化されませんでしたが，Iさんは，ナミさんがふと口にした「同じ年代の，同じ境遇の人が近くにいれば気持ちも違うと思うんだけどね…」という発言が，ナミさんが前を向くきっかけになるのではと考えました．

さっそくIさんは同年代の方を探しましたが，近隣には，ナミさんのような若年発症の方が集まるコミュニティーを見つけることができませんでした．そこでIさんは，知り合いの作業療法士からクライエントのケイコさんを紹介してもらい，ナミさんと食事をする機会を設定しました．ナミさんは，自分と同じ境遇で活発な生活を営むケイコさんと交流する中で，少しずつ自分の取り戻したい作業に関心が向くようになってきました．

ナミさんは，「もっと上手に台拭きを絞りたい」「字がにじまないように息子の持ち物にサインペンで名前を書きたい」など，以前よりも具体的な希望や困り事をIさんに相談してくれるようになりました．Iさんは，定期的な面接評価の実施はもちろんのこと，常にナミさんが思考を言語化し，自分に相談してくれるよう，傾聴・共感的態度でナミさんに関わりました．

雨の日でも子どもをスクールバスの停留所まで送り迎えしたいこと．車の運転を再開したいこと．息子を遊ばせることができる商業施設まで出かけたいこと．息子に大好きな新幹線を見せるために駅のホームまで行きたいこと．ナミさんがそうした希望を伝え，Ｉさんと一緒に解決する．その繰り返しの中で，ナミさんの活動範囲は少しずつ拡大し，より挑戦的な希望も表出できるようになりました．

全てが実現可能な希望ではありませんでしたが，Ｉさんは，単に実現に向けた支援を行うだけでなく，常にナミさんの内省を促し，作業形態を変更することや，ときには自力遂行を諦め社会資源に頼るという決断についても，ナミさん自身が「挑戦と内省を経たうえで納得した形で自己決定できる」プロセスを重視しました．現在では，介入当初ほど頻回な介入はしていませんが，月に１回程度の頻度で関わりながら，ナミさんの希望や困り事を一緒に解決しています．また，ケイコさんとの関係も継続しており，現在では，Ｉさんを介さず「普通の友人」として交流を続けています．

同じ境遇の仲間の存在，Ｉさんという協働者の存在，そして大切な作業の可能化の蓄積は，それまでの４年間で習慣化された非挑戦的な生活から脱却するための追い風となりました．

Ｉさんは訪問リハとしてナミさんに介入したため，長期にわたり介入することが可能ですが，実際，多くの作業療法士が所属する医療機関は，期間的な制約があり，時間をかけた介入を行うことは難しいかもしれません．しかしながら，関わる時間の長さにかかわらず，私たちが重視すべきことの本質は変わりません．クライエントの認識の中で，常に伴走者でいることができるよう，開放系である人のわずかな変化を常に汲み取りながら，自身がクライエントにとってどのような環境因子であるべきかを問い続けることが，作業療法士の大切な構えであり役割です．

Keyword

・願望と行動には齟齬があることを理解する
・習慣を変えることの難しさ
・伴走者として関係性を構築する
・可能性を拡大する組織づくりが必要

願望と行動には齟齬があることを理解する

このコラムに登場したナミさんは，長年ほとんど外出をしない生活を続けてきました．このような生活歴をもつクライエントを見ると，「不活発」「意欲の低下」などのワードが浮かぶ人もいるかもしれません．しかしながら，担当のIさんとの協働からもわかるように，ナミさんには，本当は家族や自分のために再開したい作業がたくさんありました．

母として息子にしてあげたい作業，自分の人生を楽しむための作業など，役割を果たしながらよりよく生きるために必要な多くの作業と距離を置きながら長い年月を過ごしてきたナミさんを思うと，いたたまれない気持ちになります．

障害の有無にかかわらず，人が思い描く願望と実際の行動には，たとえそれが自分の努力次第で実現可能な願望であっても齟齬が生じるものです．「思いはあるけど行動に移せない」だれもが経験する状況です．思い切って一歩を踏み出すことで肯定的な経験をした人は，次に内的に立ち現れた願望についても行動に移すことに対するためらいは少なくなるかもしれませんが，反対に，願望を行動に移すことができない経験や，どう行動すればよいのかわからないといった経験を積み重ね，それが習慣化されてしまうと，一歩を踏み出すことに対して抑制的な力が働くようになります．そして，いつの間にか願望を自己認識することすら難しくなっていきます．

作業療法士は，クライエントが健康や幸福に寄与する大切な作業に関わろうと思えるように，実際に関わることができるように，そして，大切な作業への関わりを基盤とした習慣を構築できるように支援する姿勢と技が求められます．

習慣を変えることの難しさ

クライエントの健康や幸福に寄与する習慣の構築は，リハビリテーションにおいて大きな関心事でしょう．作業療法士はクライエントが大切な作業に関わることができるように支援するだけでなく，複数の大切な作業によって組織化された習慣の構築を目指します．

習慣の改善に向けたアプローチを行う場合，理想的な生活習慣について言語的に説明するだけではなかなか変化を支援することはできません．人は他者からの言語的な説得で，簡単に行動を変えることができるほどに強い意思をもち得ていません．ましてや種々の障害を抱え，一つひとつの作業遂行に負荷のかかる状態であればなおさらです．

人の習慣に対してアプローチを行う場合，モチベーションや能力，環境など，複数の側面から介入することが大切です．有名な作業療法理論である人間作業モデルでは，意思・習慣化・遂行能力・環境のダイナミクスを重視します．これら一つひとつのサブシステムは，常に相互に影響を与え合っています．

クライエントの状況によって，どの側面からの介入が効果的であるのかは当然異なりますので，作業療法士は，これらの側面がどのような状態にあるのかをしっかりと評価するとともに，側面同士がどのように影響し合っているのかを考えながら，統合的にクライエントの状態を捉えることが大切です．

今回ナミさんを担当したIさんは，初回面接の中でナミさんがふと呟いた「同じ境遇の仲間がいれば」という語りに注目しました．そして，同じ境遇の仲間を作る支援を行うことで，ナミさんの行動変容のきっかけになるのではと考えたのです．実際，ケイコさんとの交流が実現してからのナミさんは，それまでの自宅中心の生活に社会と接続する要素が加わり，主体的に解決したいと思う課題や，母として息子にしてあげたい作業が増えてきました．そしてIさんも，ナミさんの肯定的な変化が不活発な生活からの脱却へとつながるよう，定期的に実施する評価時にのみ目標や課題を更新するのではなく，随時ナミさんの思いに寄り添いながら，思いと目標と支援内容にずれが生じないよう伴走する姿勢を重視しました．

作業療法において，クライエントに必要な特定の作業が遂行可能になることには，もちろん大きな意味があります．しかしながら，どんな特定の作業が遂行可能になったとしても，不活発な生活習慣からの脱却が伴わなければ，遂行可能になった作業も，すぐにその遂行能力を維持することが難しくなってしまいます．

作業療法士は，常に伴走者としてクライエントに寄り添いながら，絶えず流動的に変化し続けるダイナミクスの中で，一つひとつの作業にしっかりと関わる視点と，生活全体を捉える俯瞰的視点を併せ持ちながら，良循環の基盤となる習慣の構築を支援することが大切です．

伴走者として関係性を構築する

このコラムでも取り上げていますが，臨床場面では，しばしば「寄り添う」「伴走者になる」といった表現を聞くことがあると思います．これらの表現からも，クライエントとの関係性は，拒否される，されないといった表面的なことではなく，その性質が重要であることがわかります．しかしながら，「寄り添う」「伴走者になる」といった表現は非常に文学的であり，言葉から創発されるイメージや，実際に体現される行動には差があるかもしれません．

本来，伴走者とは，走者の横を一緒に走り，安全に目的地に到着することができるよう，必要な情報や補助を適宜提供する人を指します．伴走者が目的地を勝手に決めることはありません．目的地を走者に知らせずに，走ることを強要することもしません．目的地に向かう動機がない人を無理やり連れていくこともありません．あくまでも主人公は走者です．自分で目的地を設定することができ，動機を維持できるクライエントばかりであれば，セラピストが伴走者として横を走るうえでの障壁は少ないかもしれません．

しかしながら，マラソン走者とは異なり，私たちが担当するクライエントは，障害や心理面の影響等によって，目的地（目標）を自ら設定することが難しい場合があります．また，目的地を設定することができたとしても，道程において動機を維持することが難しいクライエントもいます．自力で走ること自体がほとんどできないクライエントもいます．

このようなクライエントに対して，「自己決定能力に欠ける」「意欲がない」などと安易に判断をして，父権主義的な介入を前提としてしまうと，本当はクライエントの中にある希望を共有することができなかったり，受動的な参加が習慣化してしまったりと，クライエントの可能性を狭小化してしまう可能性が高くなります．反対に，いくらクライエントが主人公だからといって，過剰に自己決定を求める，必要な情報を提供しないなどといった関わり方は本末転倒です．

クライエントが何でも相談できるよう，自身の人間性を涵養する．クライエントが主体的に現実的で建設的な意思決定を行うことができるよう必要な情報を適宜提供する．どうしても主体的になることができない状況であれば，父権主義的に必要な援助を行う．セラピストは，常にクライエントの伴走者たることができるよう，身体機能の障害や動作効率などの状態だけでなく，自己認識や動機など，さまざまな進入角度からクライエントを捉えようとし続けることが大切です．

可能性を拡大する組織づくりが必要

今回のナミさんとIさんの協働にはもう一つのポイントがあります．それは，Iさんがナミさんと類似した境遇のケイコさんを探し出し，交流する機会を設定したことです．“たらればˮの話をしても推測の域を出ませんが，もしもIさんがケイコさんを紹介していなかったら，おそらくナミさんとIさんの協働の中身は，実際と異なるものになっていたでしょう．Iさんはナミさんとケイコさんを引き合わせるのにかなり苦労したそうです．このようなケースに触れると，作業療法士がどこに仕事に対する線引きをするのかは大切な問題であると感じます．

私が駆け出しの頃の話ですが，クライエントのために自分の休日を使って対応をしたことが何度もありました．クライエントが少しでも作業しやすい自助具を作成するため，ホームセンターで丸一日を過ごしたことがありました．電車を使って通勤しなければならないクライエントが，通勤中に生じるかもしれない課題を抽出するために，平日に有給休暇を取得し，クライエントの通勤時間帯に，実際にクライエントが利用する電車に乗りクライエントの職場まで行ったこともありました．退院したクライエントが，入院中に獲得した作業遂行能力を活用してよりよい生活を送ることができているかを確認するために，勤務時間外に自宅を訪問したこともありました．

このような若い頃の経験は，確実に今の自分にとって財産になっています．もちろん私は，労務管理を無視した仕事への取り組みを推奨しているのではありません．労務管理を無視した業務が正当化されている現状をときどき耳にしますが，これは由々しき問題でしょう．

作業療法はきわめて不確実性の高いサービスであり，クライエントに提供するプログラムに絶対的な正解がありません．このような不確実性の高さが前提として存在する場合，サービスの内容だけでなく，提供するサービスにどの程度の労力をかけるのか，その程度がセラピストの裁量によって異なるという問題が生じます．

割り切って勤務時間内のみ業務を行えば，労務管理上は問題が生じないものの，クライエントに提供できるサービスが最良のものではなくなるかもしれません．反対に，勤務時間を無視してクライエントのために業務を行えば，よりよいサービスを提供できる可能性が増える代わりに，労務管理上の問題が生じたり，プライベートな時間が少なくなったりとさまざまな問題が生じます．このようなジレンマを感じているセラピストは多いのではないでしょうか．

ここで大切なことは，管理者が，セラピストの業務内容をどのように定義するのかです．言うまでもなく，セラピストの業務は直接業務のみではありません．他職種との話し合い，記録や書類の作成，直接業務の準備，組織目標を達成するための研鑽…etc，セラピストには，単位には反映されない大切な業務がたくさんあります．もちろん，組織にとって収益を上げることはとても大切です．収益を無視した組織運営は泥舟のようなものです．しかしながら，クライエントに対してよりよいサービスを提供するための努力が業務として認められる組織か否か，それは，組織に所属するセラピストのモチベーションや，なによりもクライエントの利益へと直結します．

収益を確保しながらも，セラピストが必要な作業を「業務」として遂行することができる組織づくりは，不確実性の高い作業療法というサービスを基盤とした組織をマネジメントするうえで非常に大切な要素になります．

11 拘りを尊重する

keyword

- 作業を「どのように」遂行したいのか
- 多様な価値を内包する道具
- 「私を構成するもの」を問うことの重要性
- 作業療法ができる組織の共通点

拘りを尊重する

重度の右片麻痺と失語症を呈して回復期リハビリテーション病棟に転棟してきたツネオさん．車椅子座位は十分可能なレベルでしたが，入棟直後から離床を拒否し，初日は一度もベッドから離れず，食事もベッド上でとっていました．介入の糸口を探すため，まずは妻との面接評価を行うと，少しずつツネオさんの人となりや病前の生活の様子が見えてきました．

温泉保養施設の専属運転手をしていたツネオさん．いつも客を送迎するために，最寄り駅から保養施設をマイクロバスで往復していました．とても陽気な性格で，いつも乗客に自分から声をかけ，冗談を言って楽しませながら送迎することが日常だったとのことです．

また，ツネオさんにはたくさんの拘りがありました．1つ目の拘りは服装です．ベストが大好きで，カラフルなものから落ち着いたデザインのものまで，数十着のベストをその日の気分で選んで着ていたとのことです．2つ目は髪型です．最近では珍しく，常にキレイな角刈りに拘るツネオさんは，2週間に一度，馴染みの理容室で髪型を整えていたとのことでした．妻との面接を終え，あらためてツネオさんの居室を訪れると，そこには髪が伸び，病衣を着たツネオさんがベッドに横になっていました．

翌日，妻がツネオさんの大切にしていたベストを5～6着届けてくれました．私は，押し付けにならないよう，食事の時間にベストを見せることから始めました．「ツネオさんはベストが好きだからと，奥様がもってきてくれたんです」そう伝えると，ツネオさんは，笑いながらベストを手に取りました．入院してから不活発な時間を過ごしてきたツネオさんに，「着てみませんか」と問いかけても，おそらく積極的にはなれないと思った私は，そっとツネオさんの肩にベストをかけました．すると，ツネオさんは笑顔でベストの生地を撫でながら「お～」と言葉にならない声を何度も表出しました．

私が介助しながら右腕をベストに通すと，ツネオさんは自分から左腕を通しました．言語的な指示は一切行わずに，そっと車椅子を用意すると，ツネオさんは簡潔な動作指示と軽介助で車椅子に乗車しました．そのまま病棟内を散歩することにしました．

すれ違うスタッフや，廊下で他のクライエントと練習中のスタッフからベストが似合うと声掛けされるたびに，ツネオさんは笑顔で，優しく頷き，ときどきおどけるようなユーモアも見せながら対応しました．

もしかしたらツネオさんが離床してくれるかもしれないこと，もしツネオさんに会ったら服装を褒めてほしいこと，久々の離床なので，あまり大げさにはせずさりげなく声掛けしてほしいことなどを事前に病棟スタッフと共有していたため，スタッフは皆うまく対応してくれました．この様子を見ていた妻は，こちらが依頼する前に，理容室の予約をしてきてくれました．少しずつオシャレでおもしろいツネオさんが戻ってきました．

それまでは前院を含め，リハビリテーションに積極的に参加できなかったツネオさんでしたが，拒否は全くなくなりました．毎朝，私と一緒に練習を兼ねた更衣を行い，洗面所でひげ剃りと整髪を行います．ツネオさんの鏡チェックは時間がかかります．その後は居室に戻り，時代劇を観てから理学療法の練習へと向かいます．約 3 か月の入院を経て，ツネオさんは自宅へと退院．自宅内の ADL は 4 点杖歩行レベルで自立し，現在は，友人も多く通うデイサービスを利用しながら生活しています．

更衣や整容などの身辺 ADL に属する作業は，どうしてもその意義を清潔保持の観点から捉えられがちです．しかし実際は，清潔保持だけでなく，クライエントの自尊心を支える，社会との接点となるなど，さまざまな側面を有しています．一つひとつの作業に込められた拘りを尊重することは，人を支援する作業療法士がもつべき大切な関心です．

Keyword

・作業を「どのように」遂行したいのか
・多様な価値を内包する道具
・「私を構成するもの」を問うことの重要性
・作業療法ができる組織の共通点

作業を「どのように」遂行したいのか

それは私がまだ作業療法士になったばかりの頃，いつも車のメンテナンスをお願いしていた整備工場を訪れたときの話です．その日は，工場の奥にひときわ目立つ車がありました．それはなんと，数千万円もするイタリア製のスーパーカーでした．興奮気味に私はその車を見せてほしいと社長にお願いしました．「絶対さわるなよ」と念を押された私が近くで車を眺めていると，社長は，下肢に障害を負ったオーナーからの依頼で，足を使わずに手だけで運転できるように改造していることを教えてくれました．そのときの社長の言葉がいまでも印象に残っています．

「今はいろいろな改造ができる．身体に障害があっても運転する方法は山ほどある．でも運転できるかどうかだけを考えるのっておかしいよな…障害者になる前は，みんな“あの車に乗りたい”．“こんな車に乗りたい”って考えていたはずなのにさ…障害者になった途端に好みや拘りは置いてけぼりにされて…運転できることだけが目標になっちゃうんだよな…お前は絶対にそういう仕事をするなよ」

雑談の中でさりげなく言った社長の一言は，作業療法士としての私に大切なことを気づかせてくれました．作業療法は，大切な作業への関わりに課題を抱えた人を対象としていますが，私たちはその課題の程度を測る際に，「以前の作業遂行に関連していた要素を満たしているかどうか」ではなく，「どの程度他者の介助を必要としているか」で測る傾向があります．

もちろん，他者の介助が必要ない状態で住み慣れた地域へ戻ることはとても大切なことだと思います．生活上の課題を自分ひとりの力で解決できる．これはまちがいなくリハビリテーションに関わる者が重視すべき方向性の一つでしょう．

しかしながら，あのスーパーカーのオーナーがそうであったように，人は作業を遂行するうえでさまざまな拘りをもっています．それは，自立度に直接影響を与える要素ではないかもしれません．その拘りに対する価値は社会的に共有されたものではないかもしれません．しかし，クライエント本人にとっては，とても大切なことである場合も多いのです．

多様な価値を内包する道具

作業に対する拘りを考える際，使用する道具は大切な要素になります．人は作業を遂行する際，さまざまな道具を使用します．一日を振り返ってみても，道具を一切使用せずに遂行する作業はほとんどないのではないでしょうか．そのくらい道具は人の生活に密着しており，作業遂行に欠かすことのできないものです．当然，人の生活を作業の視点から支援する作業療法士は，クライエントの使用する道具に対して支援を行うことが多くあります．その支援で大切なことは，「人にとっての道具とは」をさまざまな進入角度から考えることです．

まず私たちは職業柄，道具を「機能の代償・拡張」と捉えます．機能的に不足している要素を補う，または現状よりも充実した機能を求めるといった理由で道具を使用するという観点です．実際，後遺障害を抱えながら生活を強いられるクライエントや，回復までに時間を要するクライエントにとって，自己の機能を代償・拡張してくれる道具を使用することは，一つひとつの作業遂行に要する身体的・心理的・時間的な負荷を軽減してくれる効果があります．

このように，道具は作業を遂行するうえで大切な役割を果たしてくれているといえます．しかし道具の存在意義は，機能の代償や拡張だけではありません．道具は，使う人の社会的な立場や属性，生活する地域や文化などを象徴するという側面も持ち得ています．また，だれもが「お気に入り」の道具をもっているように，所有者・使用者が満足感を得る，アイデンティティを保つ，気持ちを高揚させるなど，趣味嗜好的な側面も有しています．

今回コラムに登場したツネオさんも，入院生活において機能的側面だけを考えれば不要な，しかし彼にとっての象徴的な道具であり，嗜好品である「ベスト」を手にすることで，それまでの拒否的な態度が減少し，活動性向上のきっかけになりました．このエピソードからも，道具が人に与える影響は，機能の代償や拡張だけにとどまらないことがわかります．

作業療法士が頻繁に扱う道具の中に「自助具」があります．上述した側面に照らし合わせてみると，自助具は機能的な側面について熟慮された道具といえるでしょう．一方で，機能の代償や拡張を優先するあまり，象徴的側面や趣味嗜好的な側面については配慮がなされていないことが多いのもまた事実です．昔よりはデザインなどに気を配った自助具も増えましたが，象徴的側面や趣味嗜好的側面の個別性を考えてみると，機能性やデザインをよくすれば，クライエントの満足度も比例して向上するとは限らないことがわかります．

緊急度という観点からのみ必要性を考えると，どうしても道具の機能的側面にばかり関心が向きがちになりますが，ツネオさんがそうであったように，人が「その人らしく」「よりよく」生きるためには，象徴的・趣味嗜好的側面を無視することはできません．作業療法士は，機能的側面，象徴的側面，趣味嗜好的な側面の全てに関心を配りながら，全ての側面を可能なかぎり高い水準で満たす道具を提供することが大切です．障害や残存機能にばかり目を向けるのではなく，人となりや作業歴を含め，全人的に人を捉えようとする作業療法士は，それができる専門職だと思います．

「私を構成するもの」を問うことの重要性

障害や残存機能にばかり関心を寄せるのではなく，クライエントを全人的に捉える．これは口で言うほどに簡単なことではないかもしれません．

私は大学の教員をしていますが，1 年生の「作業療法概論」の授業で，「あなたは何でできていますか？　あなたを構成している要素を 10 個挙げてください」という課題を出します．この課題に対して，約半分の学生は，骨，筋，神経…などといった人間の物理的な構成要素について列挙します．残りの半分の学生は，ADL，動画を観ること，アルバイト，友人とのおしゃべり…のように，自分の大切な作業を挙げます．あえて私は抽象度の高い質問をしているので，前者・後者ともに正解であり，そこに優劣はありませんが，作業療法士としてクライエントと向き合い，支援する存在になるためには，前者・後者，両方の視点をバランスよくもっていてほしいと思っています．

学生時代，授業中に「人が食事をする意味はなんだと思いますか」と質問されたことがありました．私は，何の迷いもなく「生命維持のためです」と答えました．もちろんこの答えも誤りではないと思いますが，その後，先生は，他者との交流や嗜好的な意味など，多面的な視点を私に与えてくれました．自信満々に「生命維持」と答えた私は，自分の視点の狭さが恥ずかしく，身の置きどころがないような気持ちで残りの授業時間を過ごしたのを覚えています．

学校の授業や臨床実習では，昔から「機能ではなく人をみなさい」「生活をみなさい」といわれます．おそらく本書を手にとってくれた方も，一度は同じような指導を受けた経験があると思います．それはつまり作業や作業遂行についての知見を深め，そのフィルターを通してクライエントと向き合うということであり，作業療法士として不可欠な視点です．

しかしながら，入学前の学生の多くは，「リハビリテーションとは障害を治すもの」といった観念のみをもって作業療法の門をたたきます．さらに入学後，基礎医学的な知識に触れると，医学的知識をもって障害を治すという観念はより強固なものになっていきます．そして，ある程度の経験を重ねた後で，ようやくクライエントを全人的に捉えることの意味を問うようになっていきます．

この「ある程度の経験」の程度は，個人によってかなり差があります．学生時代に問いを立て，学びを深めていくことができる人もいれば，臨床に出てからの人もいます．働く環境によっては，ずっとその問いとは無縁な時間を過ごす人もいるかもしれません．

幸いにも私は，学生時代の恥ずかしい経験や，最初に就職した病院での経験を通して，問いと，その答えを求めるために学ぶ機会を得ることができましたが，もしあの日，先生から食事の意味を問われなかったら，就職先が組織としての計画的研鑽にコストをかけない環境であったなら，今の私は全く異なる関心に立脚した日々を過ごしていたかもしれません．学生時代の教育はもちろんのこと，卒後教育においても，作業についての知識を学ぶ機会を，組織レベルで定期的に設けることは大切です．

作業療法ができる組織の共通点

現在作業療法士が所属する環境の中には，人を全人的に捉え，その結果，必要と思われる支援を全て体現することに対して障壁がある環境もあります．特に個別性の高い作業や，緊急度の低い作業に対しては，支援することを認めない環境や，支援する側が躊躇してしまうような環境が存在します．

作業療法士として，クライエントにとって本当に必要な支援を行うためには，自己研鑽を積み重ねるだけでなく，作業療法ができる組織づくりも大切な要素になります．この組織づくりに悩む作業療法士は少なくないようです．

作業療法を実践するための組織づくりを行ううえでの障壁は，コストの問題や人材育成など，いくつかの階層に分けて考える必要がありますが，チーム医療を実践する現場で主な障壁となるのが，他職種の作業療法に対する理解です．

他職種に作業療法の必要性を理解してもらうために，多くの作業療法士がさまざまな取り組みを行っています．私も過去に何度も相談を受けたことがありますが，自分自身の経験や，相談にのる中で，成果を上げることができている職場とそうでない職場の取り組みの傾向の違いがみえてきました．

まず，なかなか成果を上げることができない職場は，作業療法について理解してもらうための勉強会など，つまり言語的な説明や説得によるアプローチをメインにしているという傾向があります．反対に，成果を上げることができている職場の共通点としては，以下の３つの共通点があります．

１つ目は，「事例を通して思考プロセスや結果を共有している」ということです．「○○さんに○○の理由で○○の介入をしたら○○になった」ことをしっかりと共有しています．それも可能なかぎり「その場」を共有しながら行っています．２つ目は，「記録をしっかりと残している」ということです．個別性が高く，趣味嗜好についても支援を行う作業療法は，第三者からみると「遊んでいる」などといった印象を与えることも少なくありません．ステレオタイプな記載が大部分を占める，表面的な内容のみを記載する，といったことがないよう，自分がクライエントをどのように評価し，そこから何を考え，今日のプログラムを実施したのか，それをしっかりと明文化しています．最後の３つ目は，「まず自分たちが他職種を理解しようとしている」ということです．

作業療法実践自体の質を高める研鑽と，それを体現するための組織づくり．これらを同時進行で進めていくことは，作業療法のもつ力をクライエントの利益に還元できる可能性を高めるために不可欠な要素です．

12 作業で連携する

keyword

- 問題点ではなく目標に焦点を当てる
- 作業に関する情報を得るための手段
- 状況と目的から評価プロセスを選択する
- 難しさを引き受ける

作業で連携する

失語症と軽度の右片麻痺を呈したカネオさんは70代の男性です．回復期リハ病棟に入院してきた直後からADLは声掛けと見守りで可能なものの，自発的に活動することは全くなく，食事とリハビリテーションの時間以外はベッドから離れない不活発な生活を送っていました．

私をはじめ，スタッフが声掛けをしても，イライラした表情で「わかりません」の一点張り．その様子は，まるで周囲の全てを遮断するかのようでした．自分から動こうとせず，何も語らないカネオさんの様子を見て，同居の妻は大きな不安を抱え，漠然と入院期間の延長を希望し，施設入所の申し込みを考えていました．

私はADOC（作業選択意思決定支援ソフト）を使用してカネオさんの大切な作業の共有を試みました．難解な印象を与えてしまうと遮断的になってしまうと思った私は，ADOCのイラストを指さしながら，「毎日何をしていましたか？」と単語・短文レベルの声掛けで，面接を開始しました．するとカネオさんは，単語の言いまちがいがありながらも，イラストを指さしながら，毎日スポーツジムに通いヨガをしていたこと，カメラ（写真撮影）や電化製品が大好きなこと，テレビを観るよりもラジオを聴くことが多かったこと，早く家に帰りたいこと，妻とよく温泉に出かけていたこと，を教えてくれました．面接の内容を妻に確認すると，おおむね正しい内容であることがわかりました．

翌日から私はプログラムを大幅に変更しました．これまで実施してきた独歩レベルのADL練習や，入院時に妻からの情報提供で取り入れたヨガに加え，妻にラジオとカメラをもってきてもらい，ラジオのチューニング練習を通して，居室でラジオを聴くことができるよう支援するとともに，カメラの操作練習を開始しました．

プログラムを変更してから約1週後，ラジオを自分で操作することが可能となり，何もない時間帯は居室でラジオを聴きながら過ごすことができるようになりました．また，当初拙劣さがみられたカメラの操作も正確性が向上しました．

ラジオの操作が可能になった頃から，他職種の様子も変化してきました．カンファレンスでは，「作業療法の練習でラジオを聴くことができるようになってから，表情が穏やかになり，自発的な行動が増えている」旨を看護師が発信・共有してくれました．また，理学療法では写真撮影をしながら屋外歩行練習をしてくれるようになりました．歩行練習後は，撮影した写真をプリントアウトし，それを自室に飾るとともに，スタッフがその写真を通してコミュニケーションをはかるという，作業を介した連携機会が増えてきました．

また，経過の中で，家族にも変化が生じてきました．「先日の外泊時に，何度注意しても２階に上がろうとする理由がわかりました．大好きなステレオがある部屋に行きたいんだと思います」妻の気づきから，ステレオなどの家電を全て１階に移動すると，カネオさんが２階に上がることはなくなりました．入院当初は，夫との生活に対して漠然と不安を抱き，施設入所も視野に入れていた妻でしたが，少しずつ作業の視点で夫の行動を予測することができるようになってきました．約３か月の入院後，カネオさんは自宅へと退院．妻はどうしても入浴介助が怖いとのことで，入浴のみデイサービスを利用するよう調整を行い，自宅での生活を継続しています．

私たちの担当するクライエントの多くは，なんらかの障害を抱えています．障害を抱えたクライエントをチームで支援する場合，どうしても，障害にばかり焦点が当たり，結果，介助方法の統一や，リスク管理などに主眼が置かれます．そこに大切な作業についての情報を共有することができると，その人らしさを大切にしながら支援を行うという視点が付与されます．動作やリスクだけでなく，作業を通して関わる全ての人と連携を行うことは，その人らしい生活を支援する作業療法士の大切な役割です．

Keyword

- 問題点ではなく目標に焦点を当てる
- 作業に関する情報を得るための手段
- 状況と目的から評価プロセスを選択する
- 難しさを引き受ける

問題点ではなく目標に焦点を当てる

医療現場では，頻繁に「問題点」という言葉を使用します．すべてのクライエントはなんらかの問題を抱えて入院生活を強いられているので当然のことかもしれません．ここで，その問題が「何に対しての問題なのか」を考える必要があります．

健常な心身機能との比較を行い，その「差」に該当する部分を問題として扱うのであれば，障害に焦点を当てた実践や多職種連携が促進されます．大切なことは，障害自体に対する評価もしっかりと行いながらも，「作業に焦点を当てた目標を達成するための問題」に焦点を当てるということです．これはつまり，作業機能障害に焦点を当てることと同じです．

作業に焦点を当てた目標を達成するための問題という観点でクライエントの状況を捉えると，身体機能だけでなく，作業や環境などさまざまな要素に関心を向けることができます．それは多面的な支援を可能にするだけでなく，作業療法士との相互交流の中で，クライエント自身が大切な作業に焦点を当てた目標に関心を向けることにも役立ちます．

たしかに障害に焦点を当てると，多職種間の連携は行いやすくなります（それが効果的な連携か否かは別問題ですが）．なぜなら，障害自体に対する知識は，異なる職種が集まるチームにおいて共通言語として扱いやすいからです．しかしながら，いくら形式的に連携が密になったとしても，それがクライエントの利益へと還元されなければ意味がありません．

専門職は，それぞれ受けてきた教育が異なります．だからこそ，それぞれの専門性を活かした多面的なチームアプローチが可能になります．一方で，それぞれが受けてきた教育が異なることが，相互理解の障壁にもなり得るわけです．それゆえに，作業療法士は，クライエントの生活に関する情報を俯瞰的に捉え，クライエントや家族と一緒に目標を設定し，それをチームにわかりやすく伝達・共有する技術が求められます．

作業に関する情報を得るための手段

しかしながら，今回のコラムに登場したカネオさんがそうであったように，種々の原因によって言語的なコミュニケーションが難しいクライエントを担当することは少なくありません．このような場合，クライエント本人と面接評価を行うことは容易ではなく，目標や支援内容が，身辺 ADL など万人に共通する作業に偏ってしまうことがあると思います．

実際，私がカネオさんを担当した直後は，カネオさんと上手くコミュニケーションをとることができず，ADL を中心とした支援を行っていました．しかしながら，ADOC を活用したことで作業に焦点を当てるヒントを得ることができました．このように，作業に関する情報を得るための方法や選択肢はいろいろあります．

ADOC のような視覚情報を活用して面接を行うことで，言語的なやりとりだけでは共有することができなかった情報を共有できる場合もあります．また，家族などクライエントと近しい人と面接評価を行うことで，大切な情報の一部を知り得る場合もあります．行動観察を丁寧に行うことで，クライエントの興味関心を推測し，有意義な作業の提供ができる場合もあります．もちろん上記以外にも，いろいろな工夫があると思います．

コミュニケーションが難しいからといって，入手可能な情報の範囲の中だけで安易に支援内容を決めるのではなく，大切な作業についての情報を得ようと創意工夫することは，目標設定以外にもメリットを生み出します．

今回私が，カネオさんの妻とも面接評価を実施した主な目的は，ADOC 面接の結果がどの程度信頼性のあるものなのかを確認することでしたが，カネオさんが病前遂行していた作業について共有すると，妻の，カネオさんに対する認識にも変化が生じてきました．面接を行う前は，「何もしゃべれないから何を考えているのかわからなくて怖い」「これから一緒に生活していく自信がない」といった語りが多かったものの，面接後は，カネオさんの行動の理由を作業の視点から推察することができるようになってきました．

加えて，妻の変化はカネオさん自身にも良い影響を与えました．それまでは，妻が恐る恐る探るように「お父さん○○がほしいの？」「○○に行きたいの？」などと声掛けをしても，苛立つ表情を浮かべてばかりでしたが，面接後は，声掛けの内容の妥当性が高まったことで，カネオさんの表情は以前より穏やかなものに変化してきました．

このように，作業に関する情報を得るための手段を工夫することは，クライエントの大切な作業を共有できる可能性を高めるだけでなく，コミュニケーションが困難なことによって生じるさまざまな問題を好転させることにも繋がります．

状況と目的から評価プロセスを選択する

作業療法の評価プロセスには，大きく分けてトップダウン・アプローチとボトムアップ・アプローチがあります．トップダウンの場合，最初に面接評価等で実現したい作業を共有し，その作業の遂行の質について観察評価を行います．その後，観察された効果的・非効果的な遂行の原因について，検査・測定等を実施するという流れであり，常に作業から離れずに評価が進んでいくという特徴があります．一方でボトムアップは，最初に機能障害やリスク等について検査・測定を行い，データを網羅したうえで，クライエントに必要な支援を考えていきます．

今回カネオさんに対しては，トップダウンの流れで評価を実施しましたが，もしもボトムアップの流れで評価を実施したら，障害やリスクに関する情報は，トップダウンよりも詳細に網羅することができたかもしれません．しかし右片麻痺や失語症，易怒的，不活発な生活などの情報に関心が偏り，大切な作業の実現や家族の認識の変化には，より多くの時間を要したか，あるいは全く異なる結果になっていたかもしれません．

どちらが望ましい作業療法プロセスなのか，それは状況によって異なります．作業を通してクライエントの健康と幸福を支援する作業療法は，トップダウンの流れのほうが，親和性が高いように感じます．確かにその考えには一理あります．しかしながら，我が国において，作業療法の処方は超急性期から終末期まで，さまざまな状況で出されます．

私たちの本質的な目的は，クライエントの利益となる支援を行うことであって，作業療法士としてのアイデンティティを誇示することではありません．作業療法のコンセプトを考えればトップダウンが理想的ですが，トップダウン，ボトムアップそれぞれのメリット・デメリットを理解したうえで，状況に合わせて適宜必要な評価プロセスを採用する柔軟性をもち得ている必要があります．

トップダウン，ボトムアップなどの評価手順に限定したことではありませんが，手段への固執はクライエントの不利益と表裏一体であるという認識をもつことは大切です．手段は状況と目的から選択されてはじめてクライエントの利益へと繋がります．

難しさを引き受ける

ここまで，前書*と合わせて24人のクライエントに登場してもらい，作業療法をするうえで大切なことについて説明してきました．あらためて振り返ってみると，作業療法とは難しい仕事であると感じます．

クライエント中心を専門性の中核に据えながらも，ほとんどのクライエントは作業療法という仕事を知りません．作業を通して健康と幸福を支援することを本分としていますが，クライエントが関心をもっているのは多くの場合，機能回復です．

個別性の高い作業を扱う特性上，クライエントとの対話の中で大切な作業に焦点を当てていくプロセスが望ましくても，コミュニケーションをとることができないクライエントも少なくありません．我が国では，まだ意識障害があり，全身状態がきわめて不良なクライエントに対しても作業療法が処方されます．あらゆる支援を拒否するクライエントもいます．

クライエントの住み慣れた場所で作業療法を行うことが最も目標達成に有益であるにもかかわらず，大部分の作業療法士は，実際の生活文脈とはかけ離れた病院や施設に所属しており，クライエントが本来大切な作業を遂行する環境で支援を行うことができません．上述した要素だけをみても，作業療法にはさまざまな障壁が存在することがわかります．

随時そのときの状況に合わせて，計画的に，ときには即興的にアレンジを加えながら，作業療法という方法を用いてクライエントにより多くの利益を提供するためには，型をもつことが大切です．

「型無し」と「型破り」いう言葉があります．どちらも自由度の高さを連想させますが，前者は基本がないもの，後者は基本をわきまえたうえで独自性を導いたものを指します．私たちが目指すべき方向性は，もちろん後者です．

作業療法はその支援内容が多岐にわたります．自分の工夫次第で，提供するプログラムのバリエーションは無限にあります．このように自由度の高い特性を有するからこそ，型無しにならないよう，基本をしっかりと身につけたうえで，型を破ることが大切です．

作業療法はある程度経験を重ねると，自分のもっている知識の中で実践できてしまう（できているように見えてしまう）仕事です．そこで現状に甘んじることなく，メタ認知を働かせながら，自分のもっている知識，不足している知識を弁別し，学び続けることが大切です．その継続が，日々クライエントに提供するさまざまなプログラムの有効性を高めてくれます．

それ以前に，上述した研鑽を続けるためには，まず「難しさを引き受ける」という姿勢が大切です．人は不確実なものを抱え続けることにストレスを感じます．また，すぐに結果が形として現れない努力を続けることには忍耐力を要します．

これらのストレスに耐えられないと，結果，本来は複雑・難解であるはずの構造を，（ときには無意識に）自分の都合のよいものに書き換え，すでに自分がもっているものや，簡単に手に入るものと入れ替えながら日々を過ごすようになってしまいます．

それは自らが一時的に楽になるためには有効かもしれませんが，クライエントの最大利益から遠ざかる行動であり，クライエントに利益を提供できない時間の中で，結局は自分自身も達成感や充実感を味わうことができなくなっていきます．作業療法士にとって大切な作業である「作業療法でクライエントの健康を支援する」ことを大切にしていないのですから当然でしょう．

一人ひとり異なる特性をもつクライエントが，それぞれ異なる作業を異なる環境で遂行する．それを支える作業療法という仕事は複雑です．私は作業療法士になって20年が過ぎましたが，いまだにすべての霧が晴れるような思いはしたことがありません．だから作業療法士を志したあの日から，ずっと難しさを引き受けています．

＊『12人のクライエントが教えてくれる作業療法をするうえで大切なこと』（三輪書店，2018年）

参考文献

1）Backman, CL：Occupational balance and well-being. In Christiansen C, et al（eds）. Introduction to occupation：The art and science of living（2nd ed）. Pearson, 231-249, 2010

2）Bandura, A：Self-efficacy：Toward a unifying theory of behavioral change. Psychological Review, 84（2）, 191-215, 1977

3）カナダ作業療法士協会（著），吉川ひろみ（翻訳）：作業療法の視点―作業ができるということ．大学教育出版，2006

4）Christiansen, C：Occupational therapy：Intervention for life performance. In Christiansen, C. Baum, C（eds）. Occupational therapy：Overcoming human performance deficits. SLACK, 3-44, 1991

5）エリザベスタウンゼント，ヘレンポラタイコ（編著），吉川ひろみ，吉野英子（監訳）：続・作業療法の視点―作業を通しての健康と公正．大学教育出版，2011

6）Fisher, AG. Jones, KB：Occupational therapy intervention process model：A model for planning and implementing top-down，client-centered，and occupation-based interventions. Three Star Press Inc, 2009

7）Heard, C：Occupational role acquisition：A perspective on the chronically disabled. Am J Occup Ther, 31（4）, 243-247, 1977

8）Hoffmann, TC. Montori, VM. Del Mar, C：The connection between evidence-based medicine and shared decision making. Jama, 312（13）, 1295-1296, 2014

9）池上嘉彦：意味の世界―現代言語学から視る（Vol. 330）．NHK 出版，1978

10）鎌倉矩子，山根　寛，二木淑子（編），鎌倉矩子（著）：作業療法の世界―作業療法を知りたい・考えたい人のために 第２版．三輪書店，2004

11）Kielhofner, G（編著），山田　孝（監訳）：人間作業モデル―理論と応用 改訂第４版．協同医書出版社，2012

12）Kleinman, A（著），江口重幸，他（訳）：病いの語り―慢性の病いをめぐる臨床人類学．誠信書房，1996

13）小林　司：「生きがい」とは何か―自己実現へのみち．NHK 出版，1989

14）Tomori, K. Uezu, S. Kinjo, S. Ogahara, K. Nagatani, R. Higashi, T：Utilization of the iPad application：Aid for decision-making in occupation choice. Occu

Ther Int, 19（2), 88-97, 2012
15）熊谷範夫：諦めることを支える．作業療法，19（2)，91，2000
16）京極　真（著)：医療関係者のための信念対立解明アプローチ―コミュニケーション・スキル入門．誠信書房，2011
17）Law, M. Cooper, B. Strong, S. Stewart, D. Rigby, P. and Letts, L：The person-environment-occupation model：A transactive approach to occupational performance. Can J Occup Ther, 63（1), 9-23, 1996
18）Law, M（編著)，宮前珠子，長谷龍太郎（監訳)：クライエント中心の作業療法―カナダ作業療法の展開．協同医書出版社，2000
19）Locke, EA. Latham, GP：New developments in goal setting and task performance. Routledge, 3-15, 2013
20）Maitra, KK. Erway, F：Perception of client-centered practice in occupational therapists and their clients. Am J Occup Ther, 60（3), 298-310, 2006
21）野口裕二：物語としてのケア―ナラティヴ・アプローチの世界へ．医学書院，2002
22）齋藤佑樹，上江洲　聖，金城正太，友利幸之介，東登志夫：作業選択意思決定支援ソフト（ADOC）を用いた失語症のあるクライエントと作業療法士との意味のある作業の共有．作業療法，31（1)，22-31，2012
23）齋藤佑樹，友利幸之介，東登志夫：作業選択意思決定支援ソフト（ADOC）を用いた認知症クライエントと作業療法士の意思決定の共有と協働．作業療法，32（1)，55-63，2013
24）齋藤佑樹，友利幸之介，上江洲　聖，澤田辰徳：作業で語る事例報告―作業療法レジメの書きかた・考えかた．医学書院，2014
25）Simon, D, et al：Development and first validation of the shared decision-making questionnaire（SDM-Q). Patient Educ Couns, 63（3), 319-327, 2006
26）田島明子(編著)：障害受容からの自由―あなたのあるがままに．CBR，2015
27）Teraoka, M. Kyougoku, M：Development of the final version of the classification and assessment of occupational dysfunction scale. PLoS One, 10（8), e0134695, 2015
28）Trombly, CA：Occupation：Purposefulness and meaningfulness as therapeutic mechanisms. Am J Occup Ther, 49（10), 960-972, 1995

29）梅崎敦子，吉川ひろみ：作業に焦点を当てた実践への動機および条件と障壁．作業療法，27（4），380-393，2008
30）Wilcock, AA. Hocking, C：An occupational perspective of health（3rd ed）. SLACK incorporated, 2015
31）籔脇健司（編），他：高齢者のその人らしさを捉える作業療法―大切な作業の実現．文光堂，2015
32）山梨正明（編），深田　智，仲本康一郎（著）：概念化と意味の世界―認知意味論のアプローチ（講座　認知言語学のフロンティア Vol. 3）．研究社，2008
33）山根　寛：ひとと作業・作業活動 新版―作業の知をとき技を育む．三輪書店，2015
34）吉川ひろみ，宮前珠子，水流聡子，石橋陽子，近藤　敏：作業療法における役割概念．作業療法，19（4），305-314，2000
35）吉川ひろみ：「作業」って何だろう 第2版―作業科学入門．医歯薬出版，2017
36）吉川ひろみ：作業療法がわかる―COPM・AMPS スターティングガイド．医学書院，2008
37）吉川ひろみ：作業とは何で，何の役に立ち，どのような意味があるのか．作業科学研究，4（1），25-28，2010
38）吉川ひろみ，齋藤さわ子：作業療法がわかる―COPM・AMPS 実践ガイド．医学書院，2014
39）Saito, Y. Tomori, K. Sawada, T. Takahashi, S. Nakatsuka, S, et al：Determining whether occupational therapy goals match between pairs of occupational therapists and their clients：A cross-sectional study. Disabil Rehabil, 1-6, 2019
40）Zemke, R. Clark, F（編），佐藤　剛（監訳）：作業科学―作業的存在としての人間の研究．三輪書店，1999

あとがき

人生は映画でもなければ小説でもない．障害を呈したクライエントの再起をかけた「物語」は，クライエントの主観で紡がれるものであり，第三者が作り上げるものではない．

人は，自らの人生に意味づけを行い，物語としてまとめあげる．作業療法士は，クライエントが紆余曲折を経ながらも，その物語が肯定的なものになるよう，技能面にとどまらず，経験の解釈についても働きかける．それは確かに大切な支援の一つである．

しかしながら，作業療法士がクライエントの叙述的世界を勝手に作り上げ，その世界に陶酔してしまうと，物語の成立に不要な情報を切り捨て，作業療法の効果を過大解釈し，現実の中に含まれる解決すべき課題が見えなくなる．

また，作業療法は解決すべき課題を作業遂行という人―環境―作業の連環の中に見出すがゆえに，採用する手段が状況により無数に存在する．自分が選択した支援内容がどのような結果をもたらしたのか，そもそもそれは本当に考え得る最良の選択であったのかを検証することは難しい．また，その選択はセラピストの興味関心の影響を受けやすい．作業療法はきわめて不確実性の高い仕事である．

だからこそ，目標とアウトカムを明確にすること，その意思決定をクライエントと一緒に行うこと，目標達成に向けたあらゆるプロセスを協働的に進めることが大切になる．だが，それを実現するためにはさまざまなスキルを必要とする．また，病期や障害の種類・程度によっては，理想的なプロセスを踏むことができないクライエントもたくさんいる．

このような作業療法の不確実さや難しさをどう受け止めるのか．自己をどう律し行動するのかはセラピスト個人の裁量に任されている．推論や根拠がなく経験則で立案されたプログラムも，必要な情報を網羅したうえで推論を行い，採用可能なエビデンスを吟味して立案されたプログラムも，請求できる診療点数は同じである．

近頃，「自己研鑽」という言葉をよく聞くようになった．あと数年すると作業療法士の需要と供給の数が逆転し，いよいよ供給過多の時代に突入するといわれている．これまでは国家資格さえ取得できれば，比較的自由に職場を選択することができた．しかし今後は，国家資格に加えて，セラピスト個人の付加価値がより求められるようになるかもしれない．自己研鑽に関心が向くことは当然の流れといえる．

現在は，一昔前には想像できなかったほどに，簡単に膨大な情報にアクセスすることができるようになった．しかし，どんなに簡単に情報を入手できる時代になろうとも，「入手しようとする」のはセラピスト当事者であり，選択はあくまで個人の裁量に任されている．簡単に情報を入手できる状況によって，研鑽する人間としない人間の格差は拡大しているのかもしれない．

昨年の夏，駅前で突然声をかけられた．小学校時代を共に過ごした旧友であった．卒業して以来30年ぶりの再会である．

懐かしさの中，お互いの近況や仕事上の興味関心について立ち話をしていると，「お前は意思が強くていいよな…俺はあと何日仕事したら休みになるとか，あと何日働いたら給料日とか，それだけがモチベーションだよ…」と力なく笑った．

彼はこれまでに7回転職をしたらしい．この春から勤務している会社の仲間とは相性が良く，手取りが少し増えたとのことである．数分の後，「しんどいことばかりだけど，お互いがんばろう」そう言って懐かしい時間は終わった．

いろいろな人生があり，他者が何かを言う必要もなければ権利もない．私は私の時間を生き，彼は彼の時間を生きている．しかし会話の中で一つ気になった言葉がある．それは，「お前は意思が強くていいよな」という言葉だった．以前にも何度か「やりがいのある仕事が見つかった人は羨ましい」と他人に言われ，強い違和感を覚えたことがある．あのときと同じ，うまく言葉にできない感情が私にまとわりついた．

私はやりがいのある仕事を探したことはない．意思の強い人間だと思ったこともない．高校時代に友人の兄が理学療法養成校に入学したことをきっかけに作業療法を知り，その世界にわずかな興味をもっただけである．入試の面接で動機を質問された際も，人に語ることのできるようなストーリーは持ち得ていなかった．

養成校に入学した当初，勉強に対するモチベーションはあまり高くはなかっ

たように記憶している．しかし初めて行った数日間の実習で，あるクライエントが二人きりになったとき涙ながらに語った，

「私なんか死んだほうがまし．毎朝起きるとまだ生きていたことにがっかりする…」

という言葉が刺さった．今も刺さったままでいる．

クライエントは軽度の片麻痺を呈しながらも，歩行レベルで病棟内のADLが自立していた．見学する前に，ステーションでは「麻痺もほとんど良くなったし，ADLも最近自立した順調な人だから」との説明を受けていた．そのときは何の違和感も感じなかった．

当時の私は，自分が将来生業にする作業療法という仕事を「対象者が社会復帰できるよう，可能なかぎり機能障害とADL能力の改善をはかる仕事」だと思っていた．しかし私の目の前で死にたいと泣き崩れていたのは，機能障害もADL能力もかなり改善した人であった．

自分が考えていた作業療法ではクライエントを救えないかもしれない．しかしあまりに未熟で，どうすればよいのかはわからなかった．

実習の最終日，「本当に○○さんのリハは順調なんですか」と指導者に質問した．なんとなく触れてはいけないものに触れるような気がした私は，緊張しすぎて過換気ぎみになり，情けないほど声が震えた．返ってきた指導者の言葉がどうしても思い出せない．しかし最後に「まぁ…この仕事は悪いことさえしなければ大丈夫，安定しているから楽にいこう」と声を掛けられた．

指導者の先生は，思いつめた表情の私を気遣い，気持ちをほぐそうとしてくれたのだと思う．しかし私は悶々としていた．あのクライエントの言葉と指導者の言葉の整合性をはかることができなかった．

本気で死にたいとまで思う人を支えるには何が必要なのか…今でも明確に答えられない自分がいる．しかしあの日の帰り道，「これ以上勉強したら本当に死んでしまう」くらい努力をしなければ，クライエントの目をまっすぐ見ることができないと思った．

あの日から20年以上の時間が経った．その道程で少しずつ作業療法を好きになることができた．あの日の言葉が刺さったまま作業療法を好きになった．

どんなに探しても「やりがい」や「強い意思」は見つからない．自分の課題に真摯に取り組んだ結果，何かを成すことができたかもしれないというほんの

わずかな自己認識こそが,「やりがい」と呼ばれる感覚の源泉ではないか.「やりがい」を探す前に,今自分がするべきことを明確にし,課題の達成に向けて行動することが先である.「強い意思をもっている」と形容されるような状態も,多くの場合は上述した行動の習慣化である.

時流を読み,先を見据え,計画的に準備をすることは大切である.しかしまずは目の前のクライエントに対して,自分ができること,自分がしなければならないことに夢中でいることがあらゆる前提である.次に何を学ぶべきかはその時間が教えてくれる.

どうか,不確実さと難しさを受け入れた険しい道程で,謙虚さを内包したやりがいを感じることができるように,あの日引き受けた痛みとやりがいが折り合うように,折り合いの先に生まれる行動がクライエントの現実と物語の支えになるように.

齋藤佑樹

[著者略歴]

齋藤佑樹（さいとう　ゆうき）

作業療法士。環境情報学修士。学校法人北杜学園 仙台青葉学院短期大学リハビリテーション学科作業療法学専攻 教授。1977年、神奈川県生まれ。一般財団法人太田綜合病院附属太田熱海病院、学校法人こおりやま東都学園郡山健康科学専門学校、学校法人共済学院日本保健医療大学を経て、2017年より仙台青葉学院短期大学リハビリテーション学科作業療法学専攻准教授、2020年より現職。

所属：日本作業療法士協会。宮城県作業療法士会。福島県作業療法士会。福島県作業科学研究会。日本臨床作業療法学会（理事）。日本ヘルスコミュニケーション学会。

続《ぞく》　12人《にん》のクライエントが教《おし》えてくれる作業療法《さぎょうりょうほう》をするうえで大切《たいせつ》なこと

発　行　2021年3月5日　初　版第1刷©

著　者　齋藤佑樹

発行者　青山　智

発行所　株式会社 三輪書店

〒113-0033　東京都文京区本郷6-17-9　本郷綱ビル
TEL 03-3816-7796　FAX 03-3816-7756
http://www.miwapubl.com

本文デザイン・装丁　中島美佳

印刷所　三報社印刷株式会社

ISBN 978-4-89590-712-5　C3047